WASSER

Ursprung des Lebens

Michaela Merten

WASSER

Ursprung des Lebens

Die besten Anwendungen für Gesundheit und Wohlbefinden

südwest

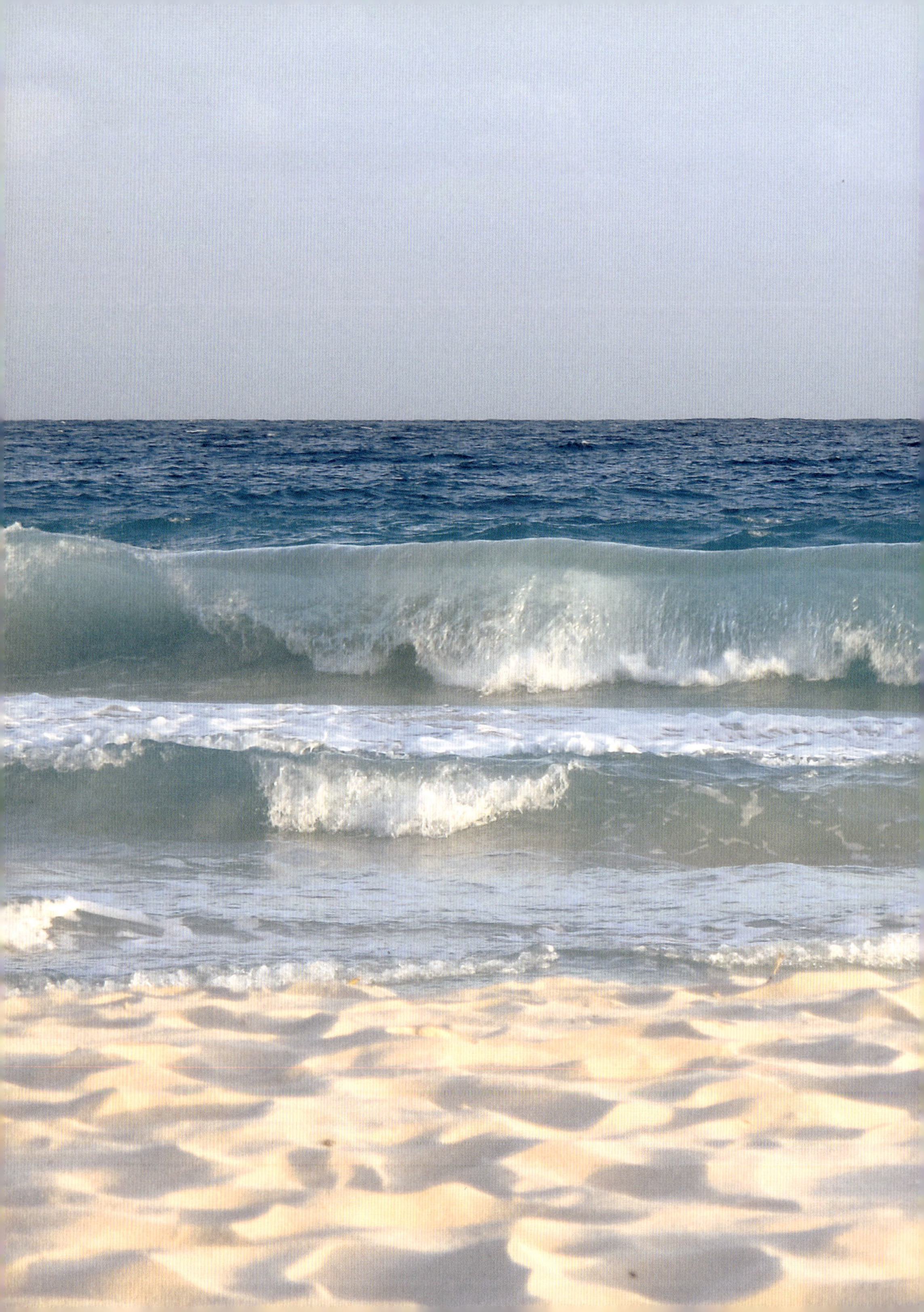

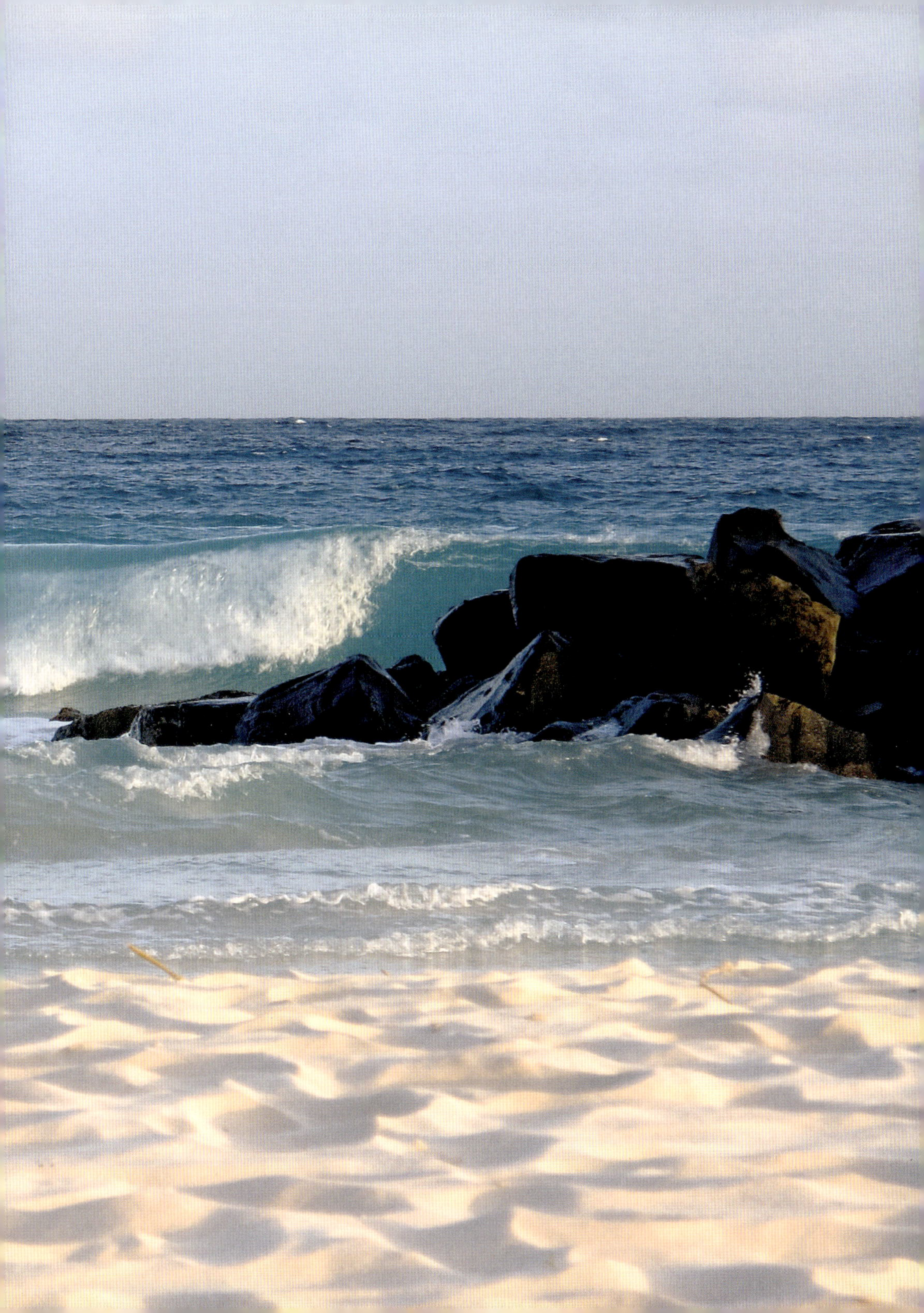

Inhalt

Vorwort

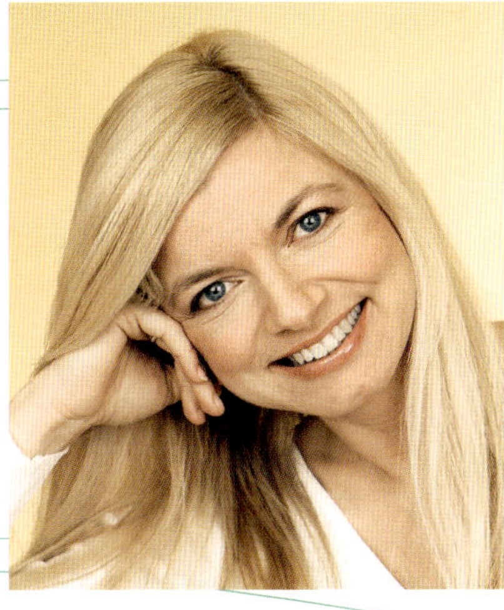

Warum ein Buch über Wasser?

Wasser ist für unseren Körper und für unsere Seele das Wohlfühl-Element Nummer eins. Als Quelle von Schönheit und Gesundheit entspannt und heilt es, spendet Energie und macht enorm fit.
Strahlende Schönheit, jüngeres Aussehen, eine gute Figur und viel Lebenskraft, dies alles vermag uns das Wasser zu schenken.
Es ist so einfach: Sinnlich, gesund und schön zu werden und zu bleiben erreichen wir, indem wir uns unserem Körper und unserer Seele widmen, in uneingeschränkter Zuneigung zu uns selbst.

Wie wir dies mithilfe des Wassers tun können, möchte ich Ihnen, liebe Leserinnen und Leser, in diesem Buch nahebringen. Ich freue mich darauf!

Ihre Michaela Merten

EINE KLEINE ENTWICKLUNGS-GESCHICHTE

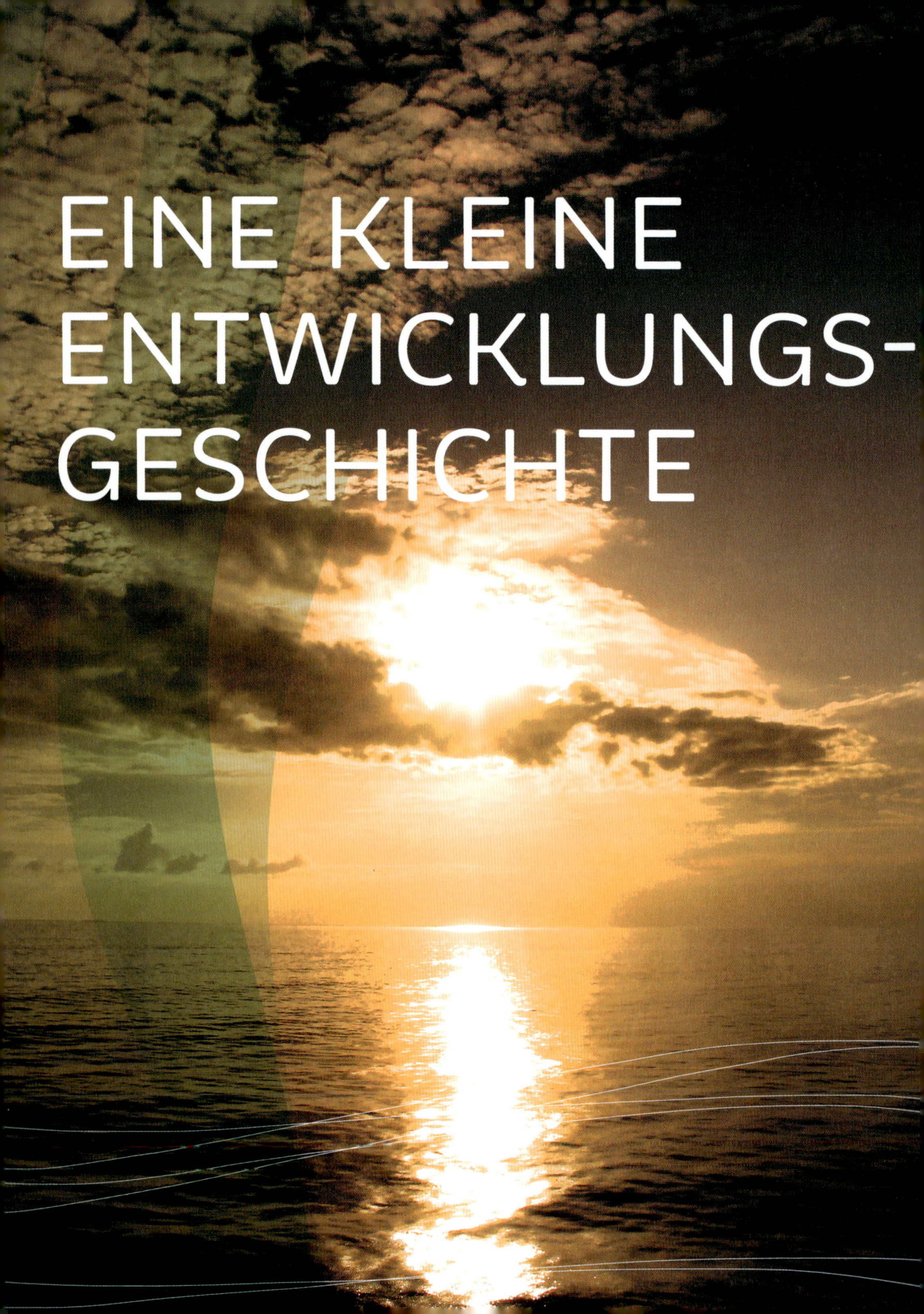

»Das Wasser weist uns den Weg.«

LAOTSE

Ursprung des Lebens

Alles Leben kommt aus dem Wasser – auch wir. Unsere Erde war vor vier Milliarden Jahren von einer giftigen Hülle aus Ammoniak, Methan und Kohlendioxid sowie Wasserdampf umschlossen. Und sie war sehr, sehr heiß. Als diese Hülle sich im Lauf der Zeit ins All verflüchtigte, kühlte sich unsere Erde ab. Ultraviolette Sonnenstrahlen beeinflussten die Bildung einer neuen Atmosphäre, die hauptsächlich aus Wasserstoff und Kohlendioxid bestand. In weiteren Millionen von Jahren ordneten sich die Atome dieser beiden Stoffe neu und bildeten riesengroße Mengen an Wasserdampf, Kohlenstoff, Stickstoff und Sauerstoff. Dieser Wasserdampf regnete herab und schloss sich zu immer größer werdenden Ozeanen zusammen. Auch dieser Prozess dauerte mehrere Millionen Jahre. Alle Lebewesen entwickelten sich mit der Zeit aus Kohlenstoff und Wasser. Nur im Wasser fanden diese Mikroorganismen Schutz vor den tödlichen Strahlen der Sonne. Vor ca. 450 Millionen Jahren begann dann ein neuer Entwicklungsprozess, denn das Wasser zog sich langsam zurück, und die Lebewesen, die im Wasser wohnten, mussten, wenn sie überleben wollten, umziehen. In einem Jahrmillionen dauernden Entwicklungsgang wagten sich die ersten Mikroorganismen und Pflanzen an Land. Die ersten Einzeller schlossen sich zu Mehrzellern zusammen, die ersten krabbelnden und fliegenden Tiere entwickelten sich. Der erste Mensch könnte entwicklungsgeschichtlich vor ca. 40 Millionen Jahren aufgetaucht

Seit Anbeginn der Entwicklungsgeschichte sind wir Menschen abhängig vom Zusammenspiel von Wasser und Sonne.

sein. Interessanterweise weist das Blut des Menschen einen ähnlichen Solegehalt auf wie das Meerwasser: Auf einen Liter Blut kommen 0,9 Gramm Salz. Diese Tatsache wird für ein Indiz gehalten, dass der Mensch aus dem Meer stammt.

Das Urmeer hat Millionen von Pflanzenarten und Lebewesen das kostbarste Lebenselixier mitgegeben: Wasser.

Was ist Wasser?

Wasser ist ein Wunderwerk der Natur. Es hat physikalische Eigenschaften, die es laut unseren Wissenschaftlern gar nicht haben dürfte. Zum Beispiel dehnt es sich in gefrorenem Zustand aus, andere Materie dagegen schrumpft. Der Siedepunkt des Wassers liegt bei 100° C, er müsste aber eigentlich laut physikalischem Gesetz bei minus 46° C liegen. Seine höchste Dichte hat es bei 4° C und nicht etwa in eisförmigem Zustand. Außerdem kann sich Wasser der Erdanziehungskraft entziehen!

Wassertropfen bilden sich zu Kugelformen, dadurch wird der größte Inhalt mit der kleinsten Oberfläche gehalten. Es ist die einzige Substanz, die in drei Aggregatzuständen vorkommt: flüssig (Wasser), fest (Eis) und gasförmig (Dampf).

Wasser ist also mehr als nur die uns bekannte Formel H_2O! Diese Formel steht für zwei Wasserstoffatome und ein Sauerstoffatom.

Die beiden Wasserstoffatome sind in einem Winkel von 104,5 Grad um das Sauerstoffatom angeordnet.

Der französische Physiker Antoine Lavoisier bewies, dass der Wasserstoffteil eher positiv – und somit elektrisch – geladen ist, und der Sauerstoffteil eher negativ, also magnetisch ist. Wasser hat dadurch einen Dipol-Charakter. Innen im Molekül sind zwei elektromagnetische Pole.

Wenn negativ geladene Elektronen aufgenommen oder abgegeben werden, sorgt dies für eine laufend wechselnde elektrische Spannung. An diese beiden Enden können andere Moleküle »andocken«,

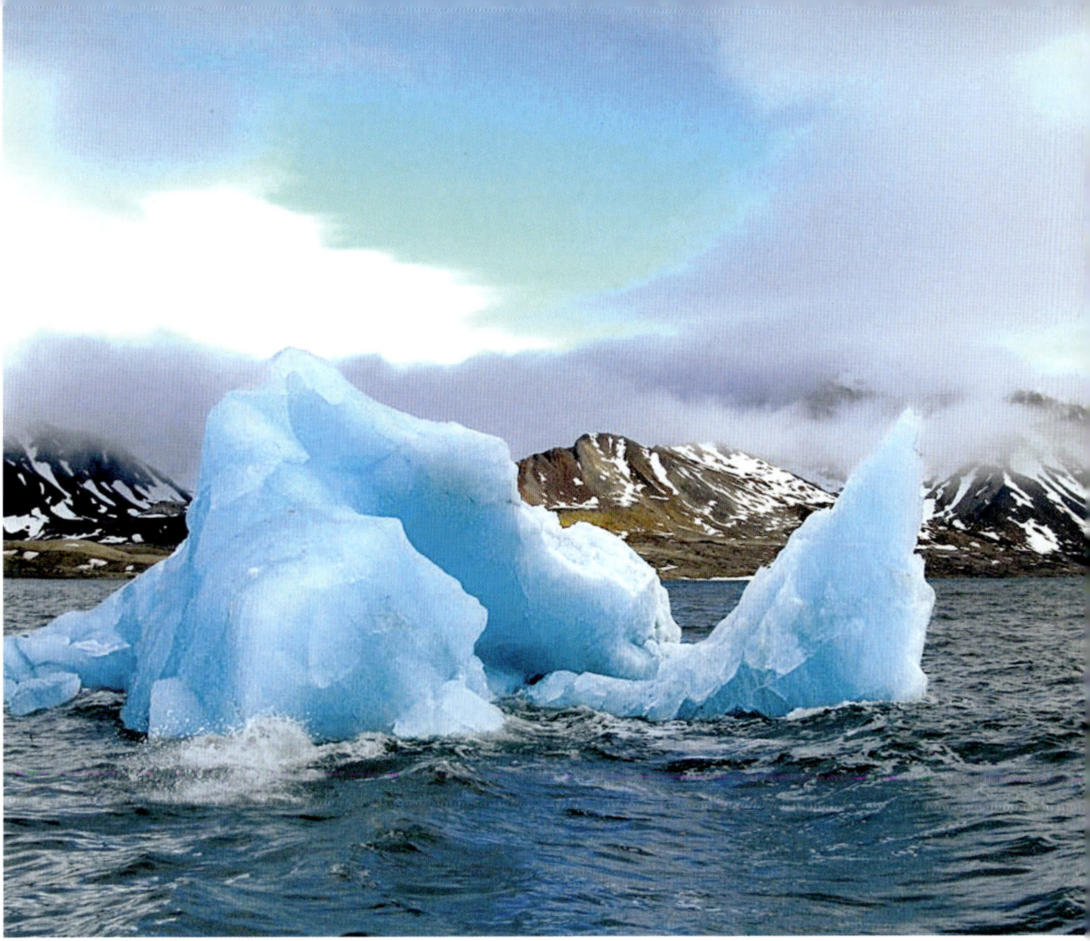

an ein positiv geladenes H-Teilchen bindet sich willkürlich ein negatives Teilchen. Deshalb können sich die Moleküle ständig zu neuen Verbindungen vereinen, zu sogenannten Clustern (engl.: Klumpen). Diese Cluster können lange Ketten bilden oder sich zu Netzen und Brücken verbinden.

Wasser ist weit mehr als nur eine chemische Summenformel. Es kann sich in verschiedene Aggregatzustände verwandeln, wie hier in Eis.

Diese Wasserstoffbrücken drehen und tanzen unaufhaltsam miteinander und umeinander, sie trennen sich in Sekundenschnelle und verbinden sich wieder neu. Die Kraft ihrer Anziehung ist so groß, dass alles, was ihnen in den Weg kommt, gelöst oder aufgelöst wird. Diese außergewöhnliche Lösungskraft macht das Wasser für unseren Körper so wichtig. Unsere Stoffwechselvorgänge können überhaupt nicht aufrechterhalten werden, wenn wir zu wenig Wasser trinken.

Wasser hat aber noch eine weitere faszinierende Eigenschaft: Es kann Informationen aufnehmen und weiterleiten. Die Wasserstoffbrücken werden für diese außergewöhnliche Fähigkeit verantwortlich gemacht. Durch ihre kristalline Struktur können die Cluster im Wasser Frequenzen anderer Substanzen speichern und übertragen.

Wasser ist nicht »nur« ein Lebenselixier. Es ist ein Träger von Signalen und Botschaften – negativen wie positiven.

Haben Sie schon einmal ausprobiert, unter Wasser Töne zu erzeugen? Es funktioniert! Wale »unterhalten« sich über Kilometer hinweg durch den Ozean hindurch. Das Echolot wurde aufgrund dieser besonderen Leitfähigkeit entwickelt. Wasser ist also auch das leitfähigste Element, das wir auf der Erde haben.

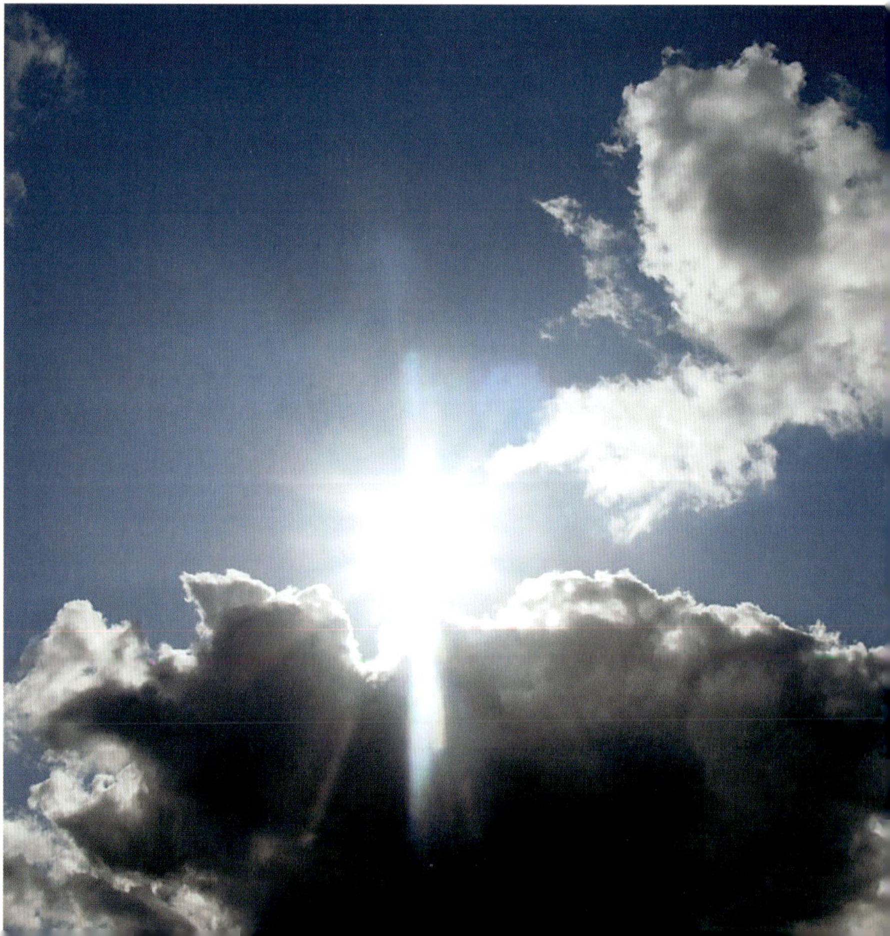

Wasser hat transformierende Kräfte: Es verdunstet über Gewässern und bildet Wolken, die dann wieder abregnen.

Der globale Wasserkreislauf

Unser wunderschöner Blauer Planet macht mit rund 70 Prozent Wasservorkommen seinem Namen alle Ehre. Seine Schönheit wird zu einem großen Teil durch ein ganz besonderes Element bestimmt: Wasser. Ein gewaltiges Wasservolumen wird ständig hin- und herbewegt. Wasser transformiert sich: Es verdunstet, gefriert und verflüssigt sich, je nach Temperatur. Unsere Luft enthält verdunstetes Wasser – die Luftfeuchtigkeit –, und dieses kommt in drei verschiedenen Niederschlagsarten vor: als Schnee, Regen oder Nebel. Zum einen verdunstet das Wasser über dem Meer, zieht dann als Wolkenbildung über das Land, schlägt sich dann über der Landmasse nieder und fließt wieder zurück ins Meer.

Das Wasser verdunstet aber nicht nur über dem Meer, sondern auch über dem Land und regnet dort wieder ab. Diese unzählig vielen kleinen Kreisläufe sind in den großen Kreislauf eingebunden.

An Land verdunsten die Pflanzen den größten Anteil an Wasser. Um ihre Fotosynthese aufrechtzuerhalten und die Blätter mit Nährstoffen zu versorgen, verdunstet zum Beispiel ein Wald von einem Hektar Größe an einem warmen Sommertag ca. 40 000 Liter Wasser.

Kaum einem Menschen ist bewusst, dass nur 0,65 Prozent – also nicht einmal ein Prozent – unseres Weltwasservorkommens Süßwasser ist!

Über 40 Prozent des verdunsteten Wassers über Land stammt also von unseren Pflanzen, der Rest verdunstet vom Boden sowie von Oberflächengewässern und Wohnorten. Der Wasserdampf steigt auf und wird in den höheren Luftschichten abgekühlt. Diese Abkühlung bewirkt die Verdichtung des Dampfes zu kleinen Tröpfchen, die dann kondensieren und sich zu Wolken bilden. Je nach Temperatur regnen, schneien oder hageln sie nieder. Wobei über dem Meer eine viel größere Verdunstung stattfindet als über dem Land. Fast 80 Prozent des verdunsteten Wassers über dem Meer regnet auch dort wieder ab. Nur ca. 20 Prozent der Verdunstung wird durch den Wind zum Festland geweht und regnet dort wieder ab.

Woher bekommen wir unser Wasser?

Unsere Vorfahren tranken gesundes, mit natürlichem Sauerstoff angereichertes Wasser aus Flüssen und Seen, aus Bächen und sprudelnden Quellen. Durch die von uns modernen Menschen verursachte Umweltverschmutzung ist dies für uns schon lang nicht mehr uneingeschränkt möglich. Trotzdem müssen wir unser Trinkwasser immer noch aus diesen natürlichen Rohwasser-Vorkommen beziehen. Rohwasser wird das Wasser genannt, das aus einem natürlichen Gewässer zur Trinkwasserverwertung entnommen wird. Dazu gehören:

Flusswasser

Flusswasser muss aufwendiger aufbereitet werden, deshalb lässt man es meistens zur Anreicherung des Grundwassers versickern. Auf diese Weise kommt der Filter der Natur hier nutzbringend zum Einsatz. Flusswasser wird auch zur Gewinnung von Uferfiltrat eingesetzt.

Uferfiltrat

In diesem Fall werden in ungefähr 50 bis 100 Metern Nähe eines Flusses Brunnen angelegt. Das Flusswasser sickert durch den Boden und durch die Flusssohle auf die Brunnen zu und wird auf seinem Weg durch die Gesteinsschichten gereinigt. Da die Flüsse aber teilweise einen sehr hohen Verschmutzungsgrad aufweisen, kann der natürliche Bodenfilter die Schadstoffe nicht optimal herausfiltern.

Grundwasser

Die Hohlräume in unserer Erdrinde wurden und werden durch natürliches Grundwasser gefüllt. Dieses Wasservorkommen entstand durch Niederschläge, die jahrzehnte- oder sogar jahrhundertelang herabregneten. Dieses Wasser versickerte in den Boden und wurde dadurch gefiltert und gereinigt.

Das Grundwasser gilt immer noch als das geeignetste Trinkwasservorkommen, da es praktisch keine Verschmutzungen aufweist. Allerdings gefährden in den Boden sickernde Pestizide zunehmend seine Reinheit.

Quellen

Für die Gewinnung von Trinkwasser sind auch Quellen hervorragend geeignet. Sie müssen allerdings vor Verunreinigung geschützt sein und tief liegen, damit keine Verschmutzungen eindringen können. Häufige Kontrollen sind angebracht. Die Trinkwassergewinnung aus Grund- und Quellwasser ist die sicherere Methode.

Talsperren und Seen

Hier handelt es sich um sogenanntes Oberflächenwasser, es muss vor der Benutzung immer erst zu Trinkwasser aufbereitet werden. Es wird unter anderem entsäuert und mithilfe von Schnellfiltern gefiltert und entkeimt. Da der Planktongehalt des Gewässers in der Tiefe abnimmt, ist eine Entnahme ab 40 Meter Tiefe vorzuziehen.

Reifes Wasser

Das beste Wasser aber ist meiner Meinung nach das sogenannte reife Wasser. Dieser Begriff beschreibt das Wasser, das sich den Weg auf natürliche Art und Weise, ohne Bohrung, durch die vielen Gesteinsschichten selbstständig nach oben gebahnt hat und sich auf seiner langen Reise mit natürlichen Mineralien angereichert und selbst gereinigt hat. Da sich Wasser spiralförmig (mäanderförmig) nach oben bewegt, nimmt es Mineralien auf, reinigt sich außerdem von Schadstoffen und reichert sich mit Energie und Information an. Diese Spiralkräfte sind dafür verantwortlich, dass das Wasser auch noch in einer Berghöhe von 1500 bis 2000 Metern entspringen kann denn sie erzeugen Kräfte, welche die Schwerkraft aufheben (levitierende Kräfte). Da ihr Wasser frei fließend aus der Erde austritt, nennt man solche Quellen artesische Quellen. Dieses Quellwasser ist unter Umständen mehrere Jahrzehnte oder sogar Jahrhunderte unterwegs und besitzt einen natürlichen Reifegrad. Es verfügt obendrein über eine große Selbstreinigungskraft, die es Bakterien fast unmöglich macht, sich zu vermehren. Dieses Wasser kann man, bedingt durch seine stark ausgeprägte Kristallstruktur, zeitlich fast unbegrenzt aufbewahren.

Da dieses artesische Quellwasser eine sehr geringe Oberflächenspannung hat, ist es sehr gut als Reinigungs-, Transport- und Lösungsmittel für unseren Organismus zu verwerten. Unsere Stoffwechselvorgänge sollen doch reibungslos ablaufen können!

Solche optimalen Quellen sind natürlich seltener geworden, da die Umweltbelastung immer weiter fortschreitet. Andererseits sind wir in Europa gesegnet mit vielen natürlichen Quellen.

Heiliges Wasser

Wasser wurde und wird von vielen Völkern der Erde als heilig verehrt. In jeder Kultur und Religion finden Rituale um das Wasser statt – mit einer Vielzahl von verschiedenen Gottheiten. In uralten Sagen und Märchen tummeln sich Wassermänner, Wassernymphen, Flussgötter, Wassergöttinnen, Sirenen, die die Männerwelt um den Verstand bringen, Meerjungfrauen und Nixen. Kirchen und Kultstätten wurden oftmals neben Quellen, Bachläufen und Flüssen gebaut. Auch die Taufe findet sich in vielen Religionen wieder. Früher war es Brauch, kleine oder große Opfergaben zu spenden, um die Wassergötter milde zu stimmen, damit sie das Hab und Gut der Menschen nicht zerstören. Die innere Verpflichtung, immer auch wieder etwas von dem zurückzugeben, was man sich genommen hat, ist eine sehr heilsame Einstellung. Die Verbindung von Himmel und Erde mit allen ihren Elementen wurde und wird als sehr stark empfunden. Und weil unser Körper ein Teil dieser Elemente ist, pas-

Wasser, das aus eigener Kraft emporgestiegen ist, wie in artesischen Quellen, besitzt viele vitale Kräfte und Energien.

siert alles, was wir unserer »Mutter Erde« antun, auch uns. Die Verehrung des Wassers ist seit Menschengedenken in unserem Brauchtum verankert.

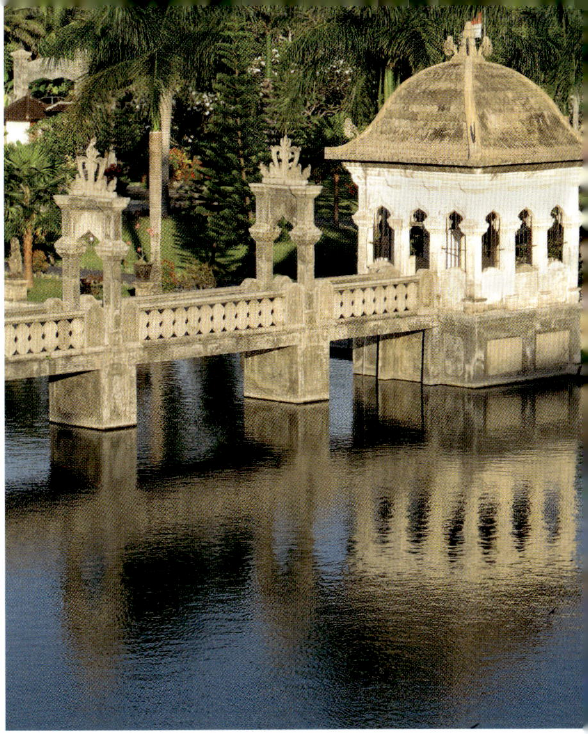

Am Wasser finden wir Ruhe. Wir erfahren innere und äußere Reinigung und spirituelles Wachstum.

Dass Wasser heilen kann und dadurch heilig ist, zeigt sich an den über sechs Millionen Pilgern, die jedes Jahr den Weg nach Lourdes in Frankreich finden. Das Wasser dort scheint eine einzigartige Kristallstruktur zu besitzen, die den Körper wieder an seine Selbstheilungskräfte erinnert. In Lourdes wurden über 6000 wissenschaftlich anerkannte Wunderheilungen dokumentiert. Eine Wunderheilung darf erst dann so genannt werden, wenn diese Spontanheilung über mehrere Jahre hinweg ihren Bestand hat, also die ursprüngliche Krankheit nicht mehr neu auftritt.

Ich erwähne dies, weil es viele Menschen gibt, die den Glauben als etwas Lächerliches ansehen. Kein Gebäude würde gebaut werden, keine Erfindung würde patentiert werden, kein Weltrekord könnte aufgestellt werden, kein Fortschritt könnte stattfinden ohne den Glauben an sich selbst und seine Ziele. Der Glaube ist die stärkste Kraft, die in uns wohnt! Wenn Sie selbst nicht an Ihre Gesundung glauben, dann können die besten Ärzte um Sie herum nichts ausrichten.

Viele Menschen haben mir erzählt, dass sie die größte Kraft aus der Natur schöpfen, wenn sie in den Bergen sind oder im Wald oder am Meer. Beobachten Sie das Wasser, und auch Ihre Gedanken werden sich beruhigen. In vielen Kulturen ist das Eintauchen in Wasser auch eine seelische Reinigung (siehe auch Seite 40f.). Verbinden Sie sich wieder mit der Kraft des Wassers, Sie werden erfahren, wie gut Ihnen das tut.

WUSSTEN SIE SCHON?

- Über 97 Prozent Salzwasser bedecken 71 Prozent der Erdoberfläche.
- Nur 0,65 Prozent, also weniger als ein Prozent der Wassermenge, stehen uns als Süßwasser zur Verfügung.
- Das Wasservorkommen wird auf der Erde nicht weniger, aber immer mehr Menschen müssen es sich teilen.
- Jedes Jahr kommen zu den jetzt rund 7,2 Milliarden Menschen noch 80 Millionen dazu. Pro Tag sind das 233.280 Menschen*.
- Der Pro-Kopf-Verbrauch von Wasser steigt konstant. Im Durchschnitt verbrauchen wir ca. 122 Liter Wasser pro Tag, davon werden aber nicht mal zwei Liter getrunken.
- Hotels verbrauchen durchschnittlich 350 Liter pro Gast und pro Tag, Golfhotels bis zu 800 Liter pro Tag.
- Pestizide, Schwermetalle und Gülle, die in der Landwirtschaft benutzt werden, verseuchen die Flüsse und Seen. Durch den Boden sickern die Gifte ins Grundwasser. Die jahrzehntelange Schadstoffbombardierung der Umwelt durch den Menschen wirkt sich heute dramatisch auf das Grundwasser aus.
- Ein Liter Regenwasser nimmt Verunreinigungen von 350 000 Liter Luft auf (saurer Regen).
- In unserem Trinkwasser befinden sich bis zu 700 Substanzen, die in noch nicht erforschter Weise aufeinander reagieren.
- Die Landwirtschaft ist der größte Wasserverbraucher.

---

*http://diepresse.com/home/panorama/welt/1511453/Weltbevolkerung-waechst-taeglich-um-233280-Menschen

- Wenn kein Regen fällt, muss das nötige Wasser aus den Flüssen und Seen entnommen werden. Auf der Welt werden ca. 70 Prozent des Süßwasservorkommens entnommen.
- Um ein Kilogramm Getreide ernten zu können, braucht man vorher 1.500 Liter Wasser. Für ein Kilogramm Zitrusfrüchte verbraucht man 1.000 Liter Wasser. Für 1 Kilogramm Lammfleisch benötigt man 10.000 Liter. Für 1 Kilogramm Rindfleisch werden 15.000 Liter Wasser verbraucht.
- Um ein Auto zu lackieren, werden eine Million Liter Wasser verbraucht.
- 1,2 Milliarden Menschen haben keinen Zugang zu frischem, sauberem Wasser. 2,5 Milliarden Menschen haben keinen Anschluss an ein Abwassersystem.
- Fünf Millionen Menschen sterben jährlich an verseuchtem Trinkwasser. 6000 Kinder jeden Tag.
- Zurzeit sind 14 Länder unterhalb der Wassermenge, die für den Pro-Kopf-Verbrauch der Bevölkerung gebraucht wird.
- Laut UNO werden bis zum Jahr 2025 noch neun Länder dazukommen.
- Mangelnde Abwasserversorgung und verschmutztes Trinkwasser sind laut UNESCO die Hauptursache (80 Prozent) für die Krankheiten in den Entwicklungsländern.
- Die Kriege der Zukunft werden Wasser-Kriege sein. Zugänge zu Flüssen, Seen und zum Meer werden kontrolliert und heiß umkämpft sein. 261 Flüsse auf der Welt fließen grenzüberschreitend.

WASSER VON INNEN

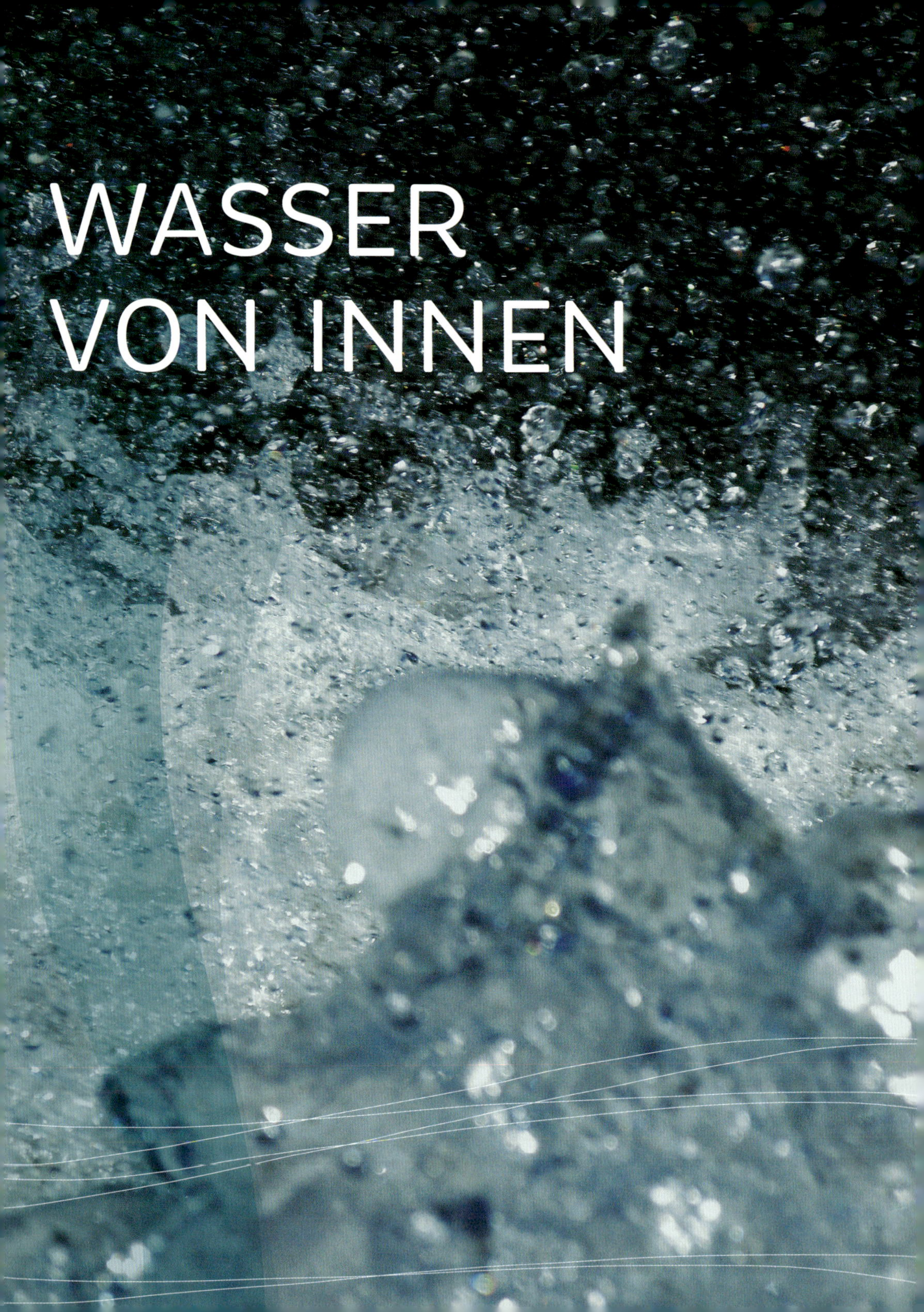

»Jeder Regentropfen ist ein Kuss des Himmels.«
FRIEDENSREICH HUNDERTWASSER

Das Lebenselixier

Wir sind Wasserwesen! Vom Augenblick unserer Geburt bis zum Tod verlangt unser Körper nach Wasser, genauso wie nach Sauerstoff und nach Nahrung. Die ersten neun Monate unseres Lebens verbringen wir sogar komplett im Wasser! Wir sind uns dessen nur nicht mehr bewusst. Und: Unser Körper besteht zu 70 Prozent aus Wasser, unser Gehirn sogar zu 95 Prozent!

Alle Naturvölker der Erde verehren das Wasser als heiliges Element. Jede Naturmedizin ist sich der Kostbarkeit dieses Urelementes bewusst und benützt es zur Heilung. Bei uns sind die Heilkräfte des Wassers leider ziemlich in Vergessenheit geraten. Dabei ist Wasser das wichtigste Element in unserem Leben.

Sobald wir zu wenig Wasser aufnehmen, schaltet unser Körper auf eine Art Notprogramm um und verteilt die Wasserreserven nach seinen Prioritäten. Zuerst wird das Gehirn mit Wasser versorgt, danach die inneren Organe. Der übrige Körper kommt dabei zu kurz, und es wird ihm sogar aus den letzten Wasserreserven kostbares Zellwasser entzogen! Wenn wir aber zu wenig Wasser im Körper haben, verlangsamen oder reduzieren sich verschiedene Funktionen unseres Stoffwechsels; bei diesem Prozess des fortschreitenden Wassermangels erhalten wir zwar subtile Signale, doch diese überhören wir meistens. Die Folge davon ist, dass wir erste körperliche – meist leichte – Beeinträchtigungen spüren, Kopfweh, Augenbrennen, Konzentrationsschwierigkeiten. Wir schlucken schnell eine Tablette und

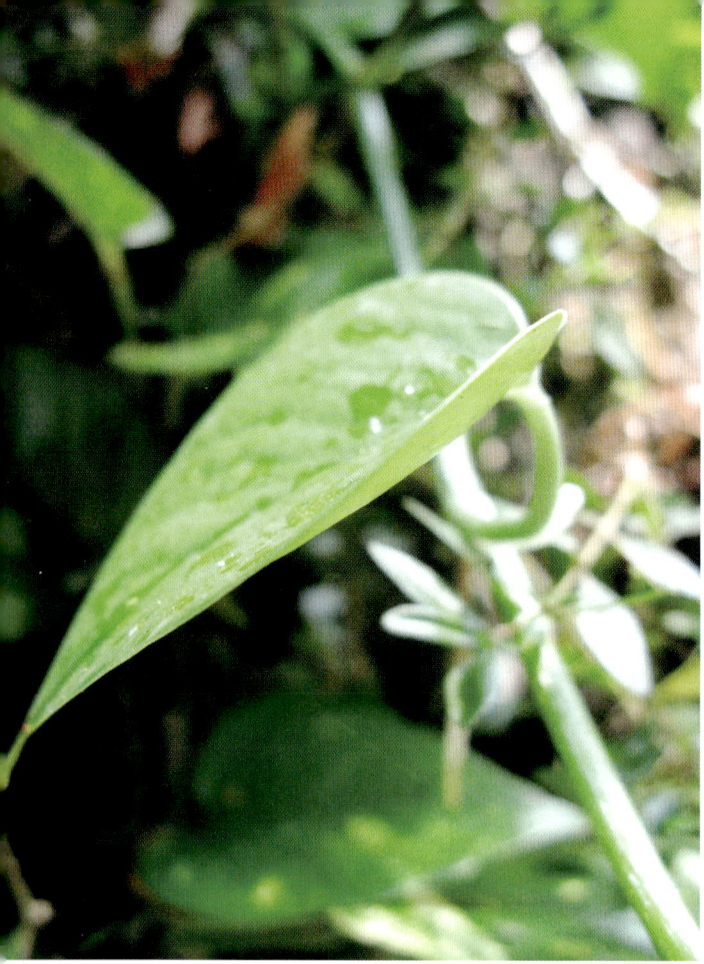

denken, alles sei wieder gut. Aber das ist hat fatale Folgen für den Körper.

Jeder von uns weiß, dass eine Pflanze eingeht, wenn Sie nicht genügend Wasser bekommt. Aber sind wir etwa weniger wert als eine Pflanze? Da wir das lebensnotwendige Nass nicht über Regen oder Nebel oder eine Gießkanne von außen bekommen, bleibt uns nichts anderes übrig, als es zu trinken. Täglich zwei Liter sind das Minimum! Dabei sollte die Wasserzufuhr über den gesamten Tag verteilt werden, denn der Biorhythmus unseres Körpers braucht ständig etwas davon. Wasser ist das Transport-, Reinigungs- und Lösungsmittel für fast alle Abläufe in unserem Körper. Es nützt wenig, wenn Sie den ganzen über Tag nichts trinken, sich dann am Abend wieder erinnern und versuchen, alles durch vermehrtes Trinken von Wasser aufzuholen. Damit ist dem Körper wenig gedient, denn er transportiert den ganzen Tag Nährstoffe, Sauerstoff und auch Schadstoffe in den Körper hinein und aus dem Körper hinaus. Wenn nicht genügend Wasser vorhanden ist, können die Schadstoffe nicht über die Nieren und die Leber ausgeschieden werden. Diese Gifte müssen aber, wenn sie nicht ausgeschieden werden können, irgendwohin. Also entsteht eine Art »Rückvergiftung«, da die Giftstoffe überall im Körper eingelagert werden können.

Pflanzen benötigen zum Wachsen Luft, Nahrung aus der Erde und Wasser – wie wir Menschen auch!

Wichtig ist, dass wir wieder lernen, auf unseren Körper zu hören. Er sendet uns pausenlos Signale, aber wir haben verlernt, seine Sprache zu verstehen. Der Körper kann uns seine Mangelzustände nur über Unwohlsein und in der Folge davon über Schmerzen mitteilen. Wenn wir diese Schmerzen betäuben, ohne gründlich nach der Ursache geforscht zu haben, dann können wir schnell in einem Kreislauf landen, aus dem wieder herauszukommen sehr schwierig sein kann.

Leider aber besteht der weitverbreitete Fehlglaube darin zu denken, man nehme genügend Flüssigkeit zu sich, indem man Kaffee, Tee oder Limonaden trinkt. Dies ist ein fataler Irrtum, denn diese Getränke geben zwar das Gefühl, den Durst gelöscht zu haben, aber für den Körper ist genau das Gegenteil der Fall: Diese Getränke entziehen ihm sogar Wasser! Wir sind wieder da, wo wir nicht hinwollten: bei der chronischen Dehydration (Austrocknung). Besonders ältere Menschen sind davon betroffen. Denn im Alter lässt das Durstgefühl nach, oft mit schlimmen Folgen: Gedächtnisverlust, Gelenkprobleme, Rückenschmerzen, dies alles kann eine Folge von chronischem Wassermangel sein.

Ausreichend Wasser zu trinken, kann das Risiko zu erkranken um 70 Prozent senken! Wenn wir genug Wasser trinken, werden unsere Selbstheilungskräfte angeregt, der Stoffwechsel wird verstärkt aktiviert.

Wasser ist aber nicht nur unser Nahrungsmittel Nummer eins, sondern gewissermaßen auch unser bester »Kosmetikberater«. Unsere Haut braucht nämlich sehr viel Feuchtigkeit, und wenn sie diese nicht bekommt, wird sie alt und faltig. Wir verdunsten über unsere Haut pro Tag ca. einen halben Liter Wasser. Wenn wir Sport treiben, natürlich noch mehr. Die Faltenbildung der Haut lässt sich nur bedingt durch teure Cremes verbessern. Die beste Kosmetik von innen ist immer noch das Wasser. Da eine Zelle nur dann prall gefüllt sein kann, wenn sie genügend Feuchtigkeit bekommt, ist es unerlässlich, ihr diese Feuchtigkeit in Form von Wasser zu geben.

Trinken Sie Wasser …

Nehmen Sie jeden Tag mindestens zwei Liter Wasser zu sich. Bei körperlicher Belastung in der heißen Jahreszeit sogar noch mehr. Denn Wasser ist (lebens)wichtig:

… für Ihre Zellen

Wasser ist das wichtigste Transportmittel für unseren Organismus. Es bringt Sauerstoff in die Zellen, sammelt die verbrauchten Gase auf und transportiert sie in die Lunge, damit sie wieder ausgeatmet werden können. In unserem Körper sind ca. 13 Milliarden Zellen in Wasser gebettet. In unseren Zellen werden alle Stoffe, die hineinkommen, umgebildet, verwandelt und neu angeordnet.

… für Ihre Gelenke

Unsere »Gelenkschmiere« lässt mit der Zeit nach, die Folge davon können Arthritis und Rückenschmerzen sein. Wasser wird als Gleitmittel in den Spalten der Gelenke gebraucht. Die Signale für Wassermangel können Gelenkschmerzen und stichartige Schmerzen sein. Im schlimmsten Fall können die Knochen aneinanderreiben, und es kann zu Entzündungen oder sogar Rheuma kommen. Durch genügend Wasser bleiben unsere Gelenke geschmeidig, und jeder weiß ja, dass geschmeidige Gelenke auch ein Zeichen von Jugendlichkeit sind.

Die Bandscheiben können sich mithilfe von Wasser besser zu Puffern zwischen den Wirbeln ausbilden. Die Knorpel sind die Schwerstarbeiter im Alltag. Andauernd müssen sie Stöße abfangen, die durch Laufen, Gehen und Springen entstehen. Unsere Knorpel bestehen zu fast 85 Prozent aus Wasser.

Damit sie ihre Stoßdämpferfunktion ausüben können, brauchen sie eine ausreichende Wasserzufuhr.

... für Ihre Haut

Natürlich werden wir alle älter, aber wir müssen dabei nicht alt aussehen. Wasser wird von Ihrer Haut dringend gebraucht. Wenn Sie zu wenig Wasser trinken, vertrocknet Ihre Haut regelrecht. Diesen Wassermangel können Sie durch teure Feuchtigkeitscremes nur mangelhaft oder kaum ausgleichen, denn die Haut braucht auch Wasser von innen. Bei Trockenheit von innen verschrumpeln die Zellen sozusagen, und sie können sich erst wieder prall auffüllen, wenn ihnen das gegeben wird, was sie brauchen: Wasser.

TIPP Um eine schöne Haut, gesundes Aussehen und eine positive Ausstrahlung zu bekommen – und zu erhalten –, müssen wir wieder lernen, auf unseren Körper hören. Auf diese Weise kommen wir wieder zurück in die natürliche Balance und können auch dem Alltag wieder wohlwollender begegnen.

... für Ihr Blut

Durch Wasser verdünnt sich Ihr Blut. Die Gefahr von Blutgerinnseln und Thrombosen wird gemindert. Der Blutdruck kann gesenkt werden. Wenn in unserem Körper der Wasseranteil des Blutes abgenommen hat, kann es zu Müdigkeit und Trägheit kommen, zu Antriebsschwäche und Konzentrationsschwierigkeiten. Um immer ausreichend viel Blut im Körper zirkulieren zu lassen, müssen wir über den Tag verteilt ausreichend Wasser trinken.

Unser Blut besteht im optimalen, gut mit Flüssigkeit versorgten Zustand aus fast 94 Prozent Wasser!

... für Ihre Lunge

Die roten Blutkörperchen können durch eine ausreichende Wasserzufuhr mehr Sauerstoff speichern. Während der Atmung verdampft Wasser, die Lungenbläschen (Alveolen) sind sehr empfindlich, sie sind darauf angewiesen, durchgehend befeuchtet zu werden. Ist dies nicht der Fall, werden die Bronchien anfälliger für Atemwegserkrankungen. Pro Tag verlieren wir ca. 1,2 Liter Wasser über die Atmung und über die Haut.

... für Ihre DNA

Wasser kann Schäden an unserem Erbgut verhindern. Die Mechanismen zur Reparatur der DNA werden durch Wasser unterstützt.

... für Ihr Herz

Unser Herz ist eine Saug- und Druckpumpe! Das Blut bewegt sich – genauso wie das Wasser in der Natur – mäanderförmig durch unseren Organismus. Da durch ausreichende Wasserzufuhr der Blutdruck gesenkt werden kann, wird unser Herz entlastet. So kann jeder einem Herzinfarkt vorbeugen. Bei einem Verlust von ca. zehn Prozent Körperwasser drohen Schlaganfall oder Herzinfarkt.

Bei einem Verlust von über 20 Prozent Körperwasser ist der Organismus lebensbedrohlich geschwächt.

... für Ihre Nieren und Ihre Leber

Wasser unterstützt unsere wichtigsten Entgiftungsorgane in ihrer Arbeit. Es schwemmt die Gifte aus unserem Körper und löst Ablagerungen auf. Wenn diese beiden Organe, bedingt durch Wassermangel, nicht mehr richtig arbeiten können, kommt es zu einer Art »Rückvergiftung« im Körper. Ungefähr 180 Liter Flüssigkeit werden von unseren Nieren pro Tag gefiltert und gereinigt. Davon werden dann zwei Liter als Urin wieder ausgeschieden. Wenn Ihr Urin fast wasserklar ist, dann haben Sie genügend getrunken.

... für Ihr Gehirn

Kopfschmerzen, Müdigkeit, Gedächtnisverlust und Konzentrationsschwäche sind nur einige Symptome, wenn unser Gehirn zu wenig Wasserzufuhr bekommt. Das Gehirn besteht zu fast 95 Prozent aus Wasser und schwimmt in einem eigenen »Wasserbett«, der Gehirnflüssigkeit. Wenn es nicht ausreichend mit Wasser und Sauerstoff versorgt wird, meldet es ganz schnell Schmerzsignale, um den Mangel anzuzeigen. Das Gehirn ist auch bei der Hormonbildung beteiligt. Durch unser Gehirn fließen pro Tag 1400 Liter Blut.

... für Ihr Bindegewebe

Das Bindegewebe hat eine wichtige Stützfunktion für unseren Organismus. Es kann sehr viel Wasser speichern, da die Zellen sich wie ein Schwamm vollsaugen können. Steht unserem Bindegewebe ständig genügend Wasser zur Verfügung, ist es schön prall und bildet nach außen hin kaum Falten.

... für Ihre Augen

Unsere Augen bestehen zu fast 99 Prozent aus Wasser! Durch die Schadstoffbelastungen in der Luft, mangelnde Sauerstoffzufuhr oder zu viel Arbeit am Computer können die Augen trocken werden. Wasser beugt diesem Symptom wirksam vor. Die Tränenflüssigkeit besteht aus Wasser und Salz. Diese brauchen wir, damit unsere Augen ausreichend benetzt werden. Strahlende Augen sind ein Schönheitssymbol und lassen Menschen charismatisch wirken.

... für Ihre Knochen

Unser scheinbar festes Gewebe der Knochen besteht immerhin noch aus fast 22 Prozent Wasser. Wenn Sie zu wenig Wasser trinken, fängt der Körper an, dieses Wasser von überallher zu holen, wo er es kriegen kann – so auch aus den Knochen. Die Folge davon kann Osteoporose (Knochenschwund) sein. Die Gefahr von Knochenbrüchen in zunehmendem Alter, bekanntermaßen oft bedingt durch Osteoporose, kann also durch Wassertrinken vermindert werden.

... für Ihre Muskeln

Gut trainierte Muskeln bestehen zu 75 Prozent aus Wasser. Um unseren Muskelapparat aufrechtzuerhalten, braucht der Körper Wasser. Straffe Muskeln helfen auch dabei, eine schöne Körpersilhouette zu bekommen.

Auch hochwertiges Obst und Gemüse sind eine gute Möglichkeit, die Muskeln straff und vital zu erhalten.

TIPP Warten Sie nicht auf Ihr Durstgefühl, gewöhnen Sie sich einfach an, jeden Tag zwei Liter Wasser zu trinken. Stellen Sie sich zwei Flaschen mit einem Glas in Reichweite, am besten auf den Schreibtisch, und trinken Sie über den ganzen Tag verteilt immer wieder etwas, bis die beiden Flaschen leer sind. Zu einer Tasse Kaffee – die, wie wir inzwischen wissen, dem Körper Wasser entzieht – sollten Sie zwei Gläser Wasser trinken, damit die Nieren die Chance bekommen, dieses Getränk wieder zu entgiften. Besser: trinken Sie stattdessen ungesüßten Kräuter- oder Früchtetee. Auch die industriell hergestellten Säfte und Limonaden sind kein optimaler Wasserersatz; sie sind oft mit verschiedenen Süßstoffen versetzt, die unseren Enzymhaushalt durcheinanderbringen können.

… für Ihren Stoffwechsel

Nahezu alle wichtigen Stoffwechselvorgänge werden vom Wasser bedient. Wasser ist unser wichtigstes Lösungs- und Transportmittel. Es gibt viele Anzeichen für Wassermangel in Ihrem Körper. Sie haben vielleicht nur verlernt, die entsprechenden Signale richtig zu deuten. Allgemein denken wir, ein trockener Mund sei das erste Anzeichen für Durst. Das ist nicht richtig, die ersten Anzeichen für Durst können sein: Sodbrennen, Konzentrationsschwäche, Hungergefühl, Kopfschmerzen, Nackenschmerzen, Übellaunigkeit, Mundgeruch, Gelenkschmerzen, Schmerzen beim Gehen, Mutlosigkeit etc. Sie sehen, viele Symptome können auf eine einzige Ursache hinführen: Sie trinken zu wenig oder Sie trinken das Falsche (siehe ab Seite 90).

Wasser macht schön!

Wasser verleiht jugendliche Frische. Junge Menschen üben eine besondere Faszination aus. Sie strahlen von innen und ihre Bewegungen sind geschmeidig und anmutig. Wie man diese Jugendlichkeit bewahren kann?

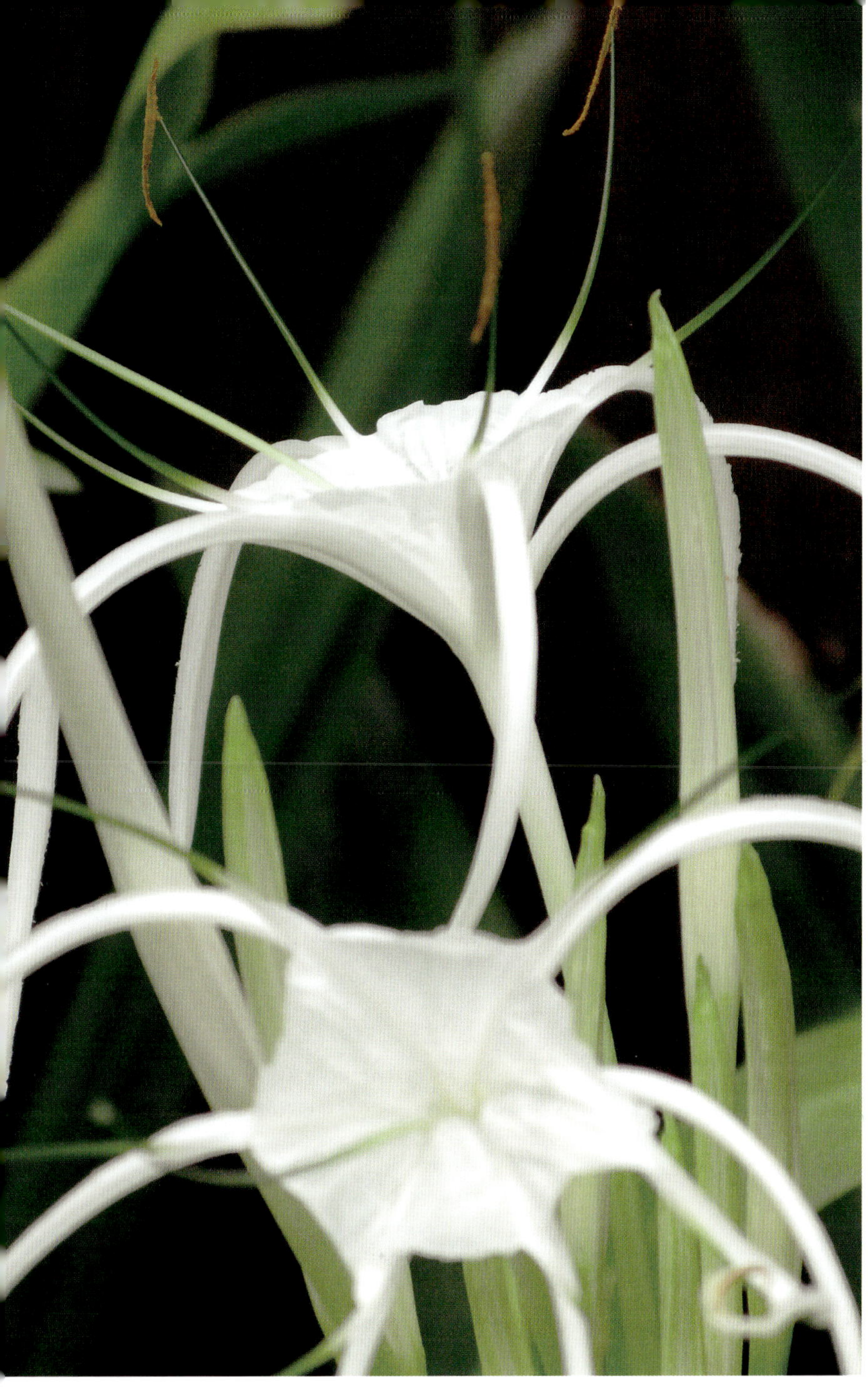

Jugendliche Zartheit wie bei einer Blüte ist das Ideal eines jeden Hauttyps. Durch ausreichend Trinken nähren Sie Ihre Haut optimal!

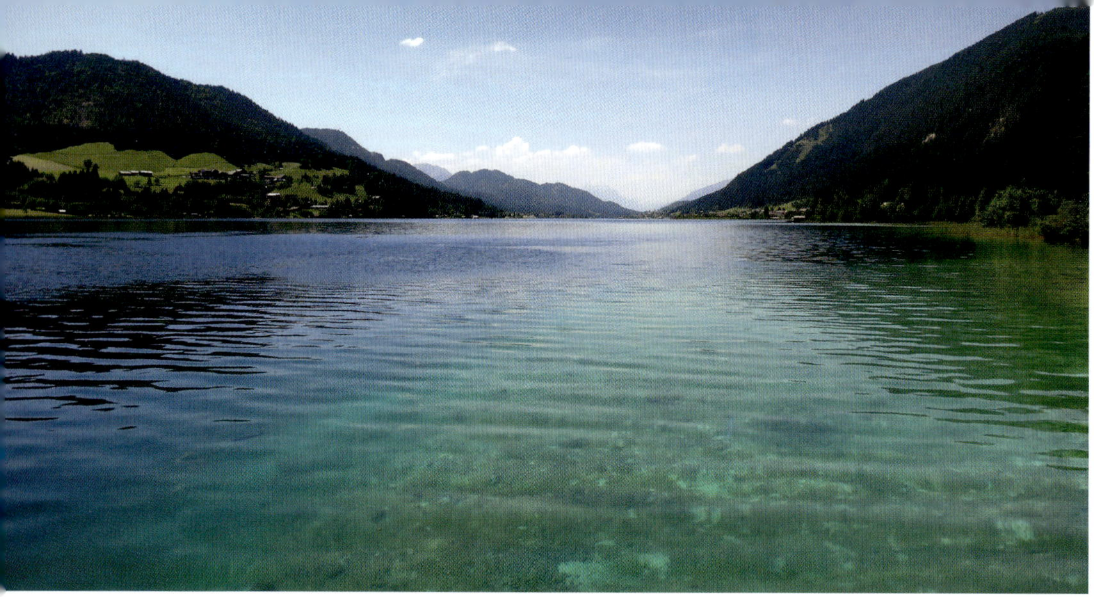

Ein wesentlicher und wichtiger Schritt in die richtige Richtung ist mit Sicherheit die Ernährung. Und unser Nahrungsmittel Nummer eins – Wasser – spielt dabei die Hauptrolle. Sie werden es selbst merken: Wenn Sie Ihre Trinkgewohnheiten dahingehend ändern, zwei Liter Wasser pro Tag zu trinken, fühlen Sie sich bald vitaler und beschwingter. Und Ihre Haut beginnt von innen heraus zu strahlen.

Unsere Haut ist mit zwei Quadratmetern Gesamtfläche unser größtes Körperorgan. Sie leistet Tag und Nacht Schwerstarbeit und ist bestens organisiert. Eine ganze Armee von verschiedensten Zellen mit spezifischen Aufgaben kümmert sich darum, dass alle Aufgaben perfekt erfüllt werden.

Die Haut dünstet pro Tag durchschnittlich fast zwei Liter Schweiß aus, beim Sport natürlich mehr. Dieser Wasserverlust muss ausgeglichen werden. Schöne Haut ist straffe und glatte Haut. Wenn sich unsere Zellen mit ausreichend Wasser vollsaugen können, dann wird die Haut von innen heraus gestrafft.

Wie viel Wasser soll man denn nun trinken?

Da unser Körper die Wassermenge, die wir täglich brauchen, nicht speichern kann, sollten wir ihm ständig Wasser von außen zuführen.

Schließen Sie die Augen und stellen Sie sich einfach folgendes Bild vor: Sie sind ein Aquarium an Land und verdunsten täglich eine bestimmte Wassermenge. Wenn die Außentemperatur heiß ist, verdunstet das Aquarium noch mehr. Einem richtigen Aquarium führen Sie doch auch täglich Wasser von außen zu, damit die Lebewesen darin fröhlich weiterleben können ...

TIPP Pro Kilogramm Körpergewicht sollten Sie am Tag 30 Milliliter Wasser trinken.

Ihre inneren Organe und Stoffwechselvorgänge freuen sich ebenso, wenn sie genügend Wasser zum Leben bekommen. Da unser Körper einen relativ hohen Flüssigkeitsverlust innerhalb von 24 Stunden hat, muss dieser über das Trinken von Wasser ausgeglichen werden.

Nehmen wir als Beispiel eine Person, die 65 Kilogramm wiegt: 65 x 0,30 = 1,95 Liter. Das ergibt also fast zwei Liter Wasser pro Tag, die diese Person trinken sollte. Bei sportlicher Betätigung oder schweißtreibenden Arbeiten natürlich entsprechend mehr.

Wasser ist durch nichts zu ersetzen

Jetzt ist es an der Zeit, sich den grundlegenden Irrtum, Alkohol, Kaffee, Tee, Limonaden und Cola-Getränke würden Ihnen genügend Flüssigkeit über den Tag bescheren, einmal genauer anzusehen. Die Getränke bergen natürlich einen großen Wasseranteil, denn sie werden ja auch mit Wasser hergestellt, aber die innewohnenden Zutaten und Substanzen machen diese Erwartung wieder zunichte: Sie entwässern damit Ihren Körper. Und jetzt kommt die noch schlechtere Nachricht: Sie kosten Ihren Organismus sogar noch zusätzlich Wasser aus seinen kostbaren Wasserreserven.

Die tägliche Gewohnheit, Kaffee, schwarzen Tee und andere koffein- oder teeinhaltige Getränke zu trinken und am Abend vielleicht noch ein Bier oder andere alkoholische Getränke, bringt Ihren Körper in höchste Wassernot. Sie bewegen sich, obwohl Sie etwas trinken, langsam, aber sicher in Richtung Austrocknung.

Der berühmte »Kater« nach einer durchzechten Nacht bedeutet nichts anderes, als dass Ihrem Gehirn zu viel Wasser entzogen wurde. Da unser Gehirn sehr empfindlich auf Wasserentzug reagiert, „schreit" es regelrecht nach Wasser.

Aber nicht nur unser Gehirn wird durch die falsche Flüssigkeitszufuhr in Mitleidenschaft gezogen, sondern auch unser wichtigstes Verdauungsorgan: der Darm. Da unser Darm durch jahrzehntelange Fehlernährung sowie durch Industriezucker (Zucker wirkt darmlähmend) und dessen Folgeprodukte geschwächt ist, kann er verschiedene Enzyme zur Aufspaltung dieser Produkte nicht mehr genügend herstellen. Auch hier können wir die Konsequenzen deutlich an unserem geschwächten Immunsystem spüren. Ein Weg aus diesem Kreislauf wäre eine Darmsymbioselenkung, eine Ausleitung der Umweltgifte oder Fastenkur und zusätzlich dazu eine Ernährungsumstellung. Der Anfang ist gemacht, wenn Sie sich angewöhnen, täglich Ihren Wasserhaushalt aufzufüllen und somit Ihrem Organismus eine Chance zu geben, mit den Umweltgiften, die auf ihn einströmen, fertigzuwerden.

TIPP Trinken Sie Wasser! Wasser ist durch nichts zu ersetzen! Und wenn Sie Lust auf einen Tee haben, dann greifen Sie zu Kräutertee und Früchtetee. Es gibt eine Vielfalt an wunderbar schmackhaften Teemischungen! Und versuchen Sie mit Honig zu süßen, so, wie es unsere Vorfahren getan haben, dazu eignet sich Kleehonig ganz vorzüglich. Honig süßt intensiver, deshalb müssen Sie dann nicht mehr so viel zuckern. Ihre Figur wird es Ihnen danken ...

Die Blut-Hirn-Schranke bei Säuglingen und Kleinkindern

Unser Gehirn hat einen höchst wirksamen Schutz vor der schwankenden Zusammensetzung des Blutes und damit auch vor Umweltgiften: die Blut-Hirn-Schranke. Das Gehirn verbraucht sehr viel Energie. Die feinen Blutgefäße im Gehirn nennt man Kapillaren. Wir haben ca. 640 Kilometer Kapillaren im Gehirn mit einer Fläche von ca. neun Quadratmetern! Diese Gefäße sind winzig klein. Die Gefäßwände sind im Gegensatz zu den anderen Kapillaren fast versiegelt. Es gibt ein höchst komplexes Filtersystem, das den Zutritt schädlicher Substanzen wie zum Beispiel Nikotin, Alkohol, Proteine (Eiweiß) und nicht fettlöslicher Stoffe etc. in unser Gehirn verhindert.

Der Effekt einer Schranke ist auf zwei verschiedene Arten wirksam: Als Erstes wehrt die Glia, die die Blutgefäße umschließt, das Einfließen nicht fettlöslicher Stoffe und Proteine ab. Gebilligt werden nur der Ionenaustausch und das Aufnehmen anderer niedermolekularer Stoffe. Als Zweites wirken die Endothelzellen als Filter.

Die Blut-Hirn-Schranke ist bei Säuglingen und Kleinkindern noch nicht vollständig ausgebildet. Deshalb ist es gerade bei ihnen extrem wichtig, sie nur mit reinsten Nahrungsmitteln und reinstem Wasser zu ernähren.

Das Hindurchtreten der Stoffe durch die Zwischenräume der Zellen wird durch die undurchlässigen Zellverbindungen verhindert.

Wenn die Blut-Hirn-Schranke wie bei Säuglingen und kleinen Kindern noch nicht voll ausgebildet ist oder durch andere Faktoren beschädigt wird und diese Stoffe ungehindert in das Gehirn eindringen können, dann können neurologische Krankheiten die Folge sein. Die eingedrungenen Substanzen lagern sich im Gehirn ab und können es im Laufe der Zeit schädigen.

Einer der renommiertesten Experten auf dem Gebiet der Neurologie ist Dr. Leif Salford von der Lund-Universität in Schweden. Er erforscht seit Jahrzehnten Veränderungen der Blut-Hirn-Schranke.

Salford versucht, der Entwicklung der Krankheiten Morbus Alzheimer, multiple Sklerose und Morbus Parkinson, die durch unerwünscht eingedrungene Giftstoffe im Gehirn hervorgerufen werden können, auf die Spur zu kommen. So konnte zum Beispiel in einem von ihm geleiteten Versuch mit Ratten nachgewiesen werden, dass nach nur zwei Minuten Handy-Niveau-Bestrahlung die Blut-Hirn-Schranke ausfiel und Proteine, die im Blut zirkulieren, ins Gehirn eindringen konnten. Dort können sie dann neurale Schäden verursachen.

Das Wasser, das zur Herstellung von Säuglingsnahrung verwendet wird, muss natriumarm sein. Der entsprechende Vermerk auf dem Etikett lautet: »Geeignet zur Zubereitung von Babynahrung«. Mineralwässer, die einen zu hohen Natriumgehalt haben, dürfen diesen Vermerk nicht auf ihrem Etikett führen.

Hier ein Hinweis, wie die Grenzwerte des Mineralwassers, welches Sie für die Zubereitung von Säuglings- und Kleinkindernahrung verwenden, sein sollten:

- Nitrat unter 10 mg/l
- Nitrit unter 0,02 mg/l
- Natrium unter 20 mg/l
- Sulfat unter 240 mg/l (bei Sulfat so niedrig wie möglich bleiben)
- Fluorid unter 1,5 mg/l.

Bei Fluorid rate ich persönlich, weit unter dem empfohlenen Grenzwert von 1,5 mg/l zu bleiben. Die Deutsche Gesellschaft für Ernährung empfiehlt, einem Kind bis zum ersten Lebensjahr maximal 0,25 mg/l Fluorid zu geben.

Achtung: In den meisten Zahnpastas ist auch Fluorid enthalten. Dies bei der Berechnung bedenken!

Hydro-Colon-Therapie

»Der Tod sitzt im Darm.« Diese uralte Weisheit bekommt durch die Zuwachsrate bei der Krankheit Darmkrebs eine völlig neue Bedeutung. Tatsache ist, dass der Darm unser wichtigstes Verdauungsorgan ist – kein Wunder bei ca. 300 Quadratmetern Oberfläche und ca. acht Metern Länge!

Im Dünn- und Dickdarm wird die Nahrung in ihre Bestandteile zerlegt und in verdauliche und unverdauliche Teile getrennt. Unverdauliches wird ausgeschieden, und die für uns wichtigen Nährstoffe werden in alle Organe weitergeleitet.

Über 80 Prozent unseres Immunsystems befinden sich im Darm. Im Rahmen unserer Gesundheit kommt ihm somit eine überaus wichtige Bedeutung zu.

Eine gesunde Darmflora sorgt dafür, dass keine Krankheitserreger in unseren Organismus eindringen können. Eine intakte Darmschleimhaut ist unerlässlich für die Erhaltung eines intakten Immunsystems. Da wir heutzutage ständig einem Dauerstress ausgesetzt sind und unser Verdauungssystem durch falsche Ernährung, zu wenig Wasser, zu viel Kaffee, Nikotin und zu hastiges und schnelles Essen extrem belastet ist, wird unsere Darmflora konstant geschädigt. Die Folge davon können Verstopfung, Allergien und allerlei Krankheiten sein.

Um Umweltgifte aus dem Körper auszuleiten, gibt es eine effektive Methode, die ebenfalls auf der reinigenden Kraft von Wasser beruht: die Hydro-Colon-Therapie. Dabei handelt es sich um eine Art mechanischen Einlauf, den Sie am besten von Ihrem Heilpraktiker oder Arzt durchführen lassen. Dabei wird körperwarmes Wasser in Ihren Darm geleitet und zusätzlich die Bauchdecke massiert, um auf diese Weise Verhärtungen zu lösen. Denn durch – unter Umständen jahrzehntelange – Fehlernährung mit Fertignahrungsmitteln oder Industrienahrung sind die Darmzotten, die winzigen Tentakel des Darmes, hoffnungslos verklebt.

Außerdem schaffen es die Darmzotten nicht mehr, sich von allein von den Schlacken zu befreien. Aber wenn sie verklebt oder verstopft sind, können Sie so viel essen, wie Sie wollen, die Nährstoffe werden nicht mehr genügend vom Stoffwechsel aufgenommen. Der Darm kann sich nicht mehr bewegen, wie er es von Natur aus gewohnt ist. Darmträgheit ist nur eines der Symptome. Trotz Verstopfung signalisiert der Körper, dass er Nährstoffe braucht! Und dann essen Sie weiter und wundern sich über Ihre Gewichtszunahme.

Übergewichtig, aber unterernährt – was für eine paradoxe Situation! Dabei könnten Sie sich das Schlucken von Abführmitteln sparen, wenn Sie Ihren Darm einmal gründlich »durchwaschen« lassen. Manchmal lösen sich dabei sogar Schlacken, die fast 20 Jahre im Darm überdauert haben. Besonders Allergiker und Migränepatienten profitieren von der Hydro-Colon-Therapie.

Schenken Sie Ihrem »Schwerstarbeiter« hin und wieder liebevolle Aufmerksamkeit und helfen Sie ihm, sich wieder zu bewegen. Sie brauchen ihn noch länger …

WASSER VON AUSSEN

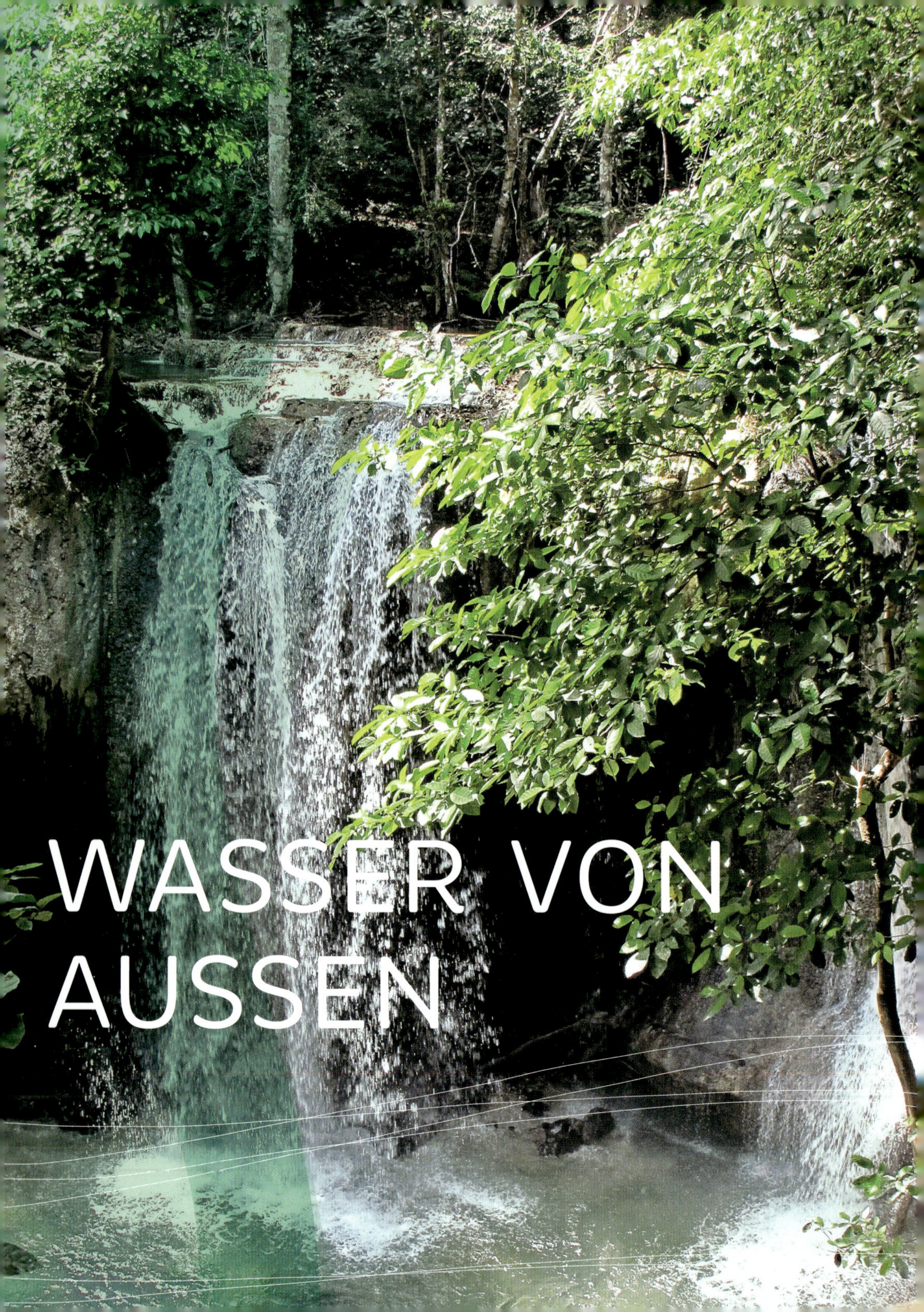

Belebendes Wasser

Bewegung hilft! Erfreulicherweise hat in den letzten Jahren die Bewegung im Wasser viele Anhänger gefunden. Aus den unterschiedlichsten Bedürfnissen heraus haben sich moderne Fitnessübungen entwickelt, die meisten davon mit wohlklingenden Namen. Viele dieser neuen Fitnessangebote sind eine Mischung aus östlichen Bewegungsabfolgen, westlicher Wassergymnastik und den neuesten Erkenntnissen der Wassertherapeuten und Sportmediziner.

Aber alle haben die gleichen Ziele: den Bewegungsapparat zu stärken, das Immunsystem wieder auf Vordermann zu bringen und die heilende Wirkung des Wassers zu nutzen. Durch die niedrige Wassertemperatur und die Bewegung im Wasser wird der Blutkreislauf gestärkt – und dabei werden die Blutgefäße gleich mittrainiert, denn sie müssen sich ausdehnen und wieder zusammenziehen, um die Körpertemperatur auszugleichen. So ist Aquafitness auch ein hervorragender Fettverbrenner, der Ihnen hilft, Ihre Ideallinie herauszuarbeiten.

Aquafitness

Im Folgenden erhalten Sie einen Überblick über die einzelnen Aquafitness-Programme. Wählen Sie eine Bewegungsmethode nach Ihrem Geschmack und ziehen Sie daraus Ihren ganz persönlichen Nutzen für Ihre Gesundheit – und damit auch für Ihre Schönheit.

Eines sollten Sie bei Ihrem Aquafitness-Training immer fest im Auge behalten: den Spaß! Der Alltagsstress darf verschwinden, denn Bewegung macht glücklich!

Um Sie zu motivieren, werden unterschiedliche Geräte und Hilfsmittel verwendet, auch Musik kommt zum Einsatz.

Aqua-Aerobics

Diese Wassersportart lehnt sich stark an das Aerobictraining an Land an. Wenn Sie gern Aerobic machen möchten, aber mit den schnellen Bewegungsabfolgen auf dem Boden nicht unbedingt klarkommen, dann ist die Variante im Wasser die ideale Form für Sie.

Besonders den weiblichen »Lieblingszonen« Bauch, Beinen und Po wird dabei besondere Beachtung geschenkt. Da beim Aufenthalt im Wasser die Blutgefäße mehr dem Außendruck standhalten müssen, wird die Durchblutung angeregt und gleichzeitig die Haut gestrafft. Um zusätzlich eine Art von Ausdauertraining zu haben, kann die Geschwindigkeit der Bewegungsabläufe auch gesteigert werden. Sie können Ihren Fitnessfaktor noch erweitern, indem Sie mit einem speziellen Wasserhandschuh mit Schwimmhäuten, dem »Aquatic Fitness Mitts«, trainieren.

Sich so unbeschwert bewegen wie Fische im Wasser – diese Möglichkeit bietet Ihnen Aquafitness in allen Variationen.

Aquaball

Falls Sie Lust haben, eine spielerische Variante in einer Mannschaft auszuprobieren, dann ist Aquaball genau das Richtige für Sie. Eine Mannschaft besteht aus vier Spielern, die versuchen, durch Springen, Laufen und Schwimmen den Ball ins gegnerische Tor zu werfen.

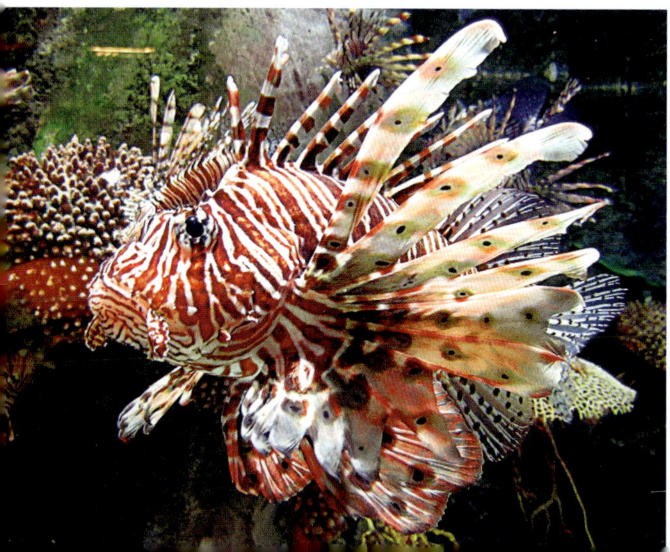

Ein Spiel dauert zweimal sieben Minuten – natürlich mit Seitenwechsel. Die aufblasbaren Tore bekommen Sie im Sportgeschäft oder im Schwimmbad. Zur Not reichen auch am Beckenrand positionierte Aqua-Nudeln. Müßig zu erwähnen, dass Sie über den Spaß hinaus ganz viel für Ihre Gesundheit tun ...

Aquaboxing

In den Fitnessstudios findet das Boxen immer mehr Anhänger – übrigens auch bei Frauen. Diesem Trend will sich auch die Aquafitnesswelle nicht verschließen. Wie bei allen anderen Wassersportarten zählt auch hier ganz besonders das Argument der Schonung der Gelenke. Boxen belastet die Ellenbogen sehr stark, deshalb ziehen viele Menschen die schonendere Variante im Wasser vor. Beim Aquaboxing geht es hauptsächlich darum, die Ausdauer zu trainieren und ein schonendes Krafttraining zu absolvieren. Dazu werden Elemente aus dem Thai-Boxen, dem Boxen in der Halle und auch Schritte aus dem Aquajogging eingesetzt. Diese Übungen können in tiefem Wasser gemacht werden sowie auch in stehtiefem Wasser.

Aqua-Fatburning

Alle Fitnessprogramme im Wasser sind optimale Fettverbrenner. Um allerdings den »Fatburning-Effekt« zu erleben, sollten Sie ein regelmäßiges Training einplanen. Der Körper versucht ständig, den Verlust an Körperwärme auszugleichen, darum ist der Energieverbrauch im Wasser um ein Vielfaches höher als an Land.

Wasserfitness-Programme entfalten ihre »optische Wirkung« allerdings erst, wenn Sie sie zwei- bis dreimal pro Woche praktizieren. Aquafatburning ist kein bestimmtes Trainingsprogramm, sondern nur ein Begriff, der den Effekt beschreibt.

Aquajogging

Aquajogging ist, wie es der Name verrät, Joggen im Wasser. Wie bei allen Wassersportarten ist das Körpergewicht im Wasser bis zu 85 Prozent verringert. Besonders Übergewichtige werden von dieser Art von Joggen profitieren. Aquajogging ist nicht minder anstrengend als an Land und kurbelt die Fettverbrennung gehörig an. Es ist besonders empfehlenswert bei Muskelschwäche und Haltungsschäden.

Auch das Bindegewebe bekommt da »sein Fett weg«. Das Wasser sollte Ihnen beim Aquajoggen bis in Brusthöhe gehen, denn die Arme sollen mitschwingen. Sie können für sich entscheiden, ob Sie lieber mit oder ohne Bodenhaftung joggen.

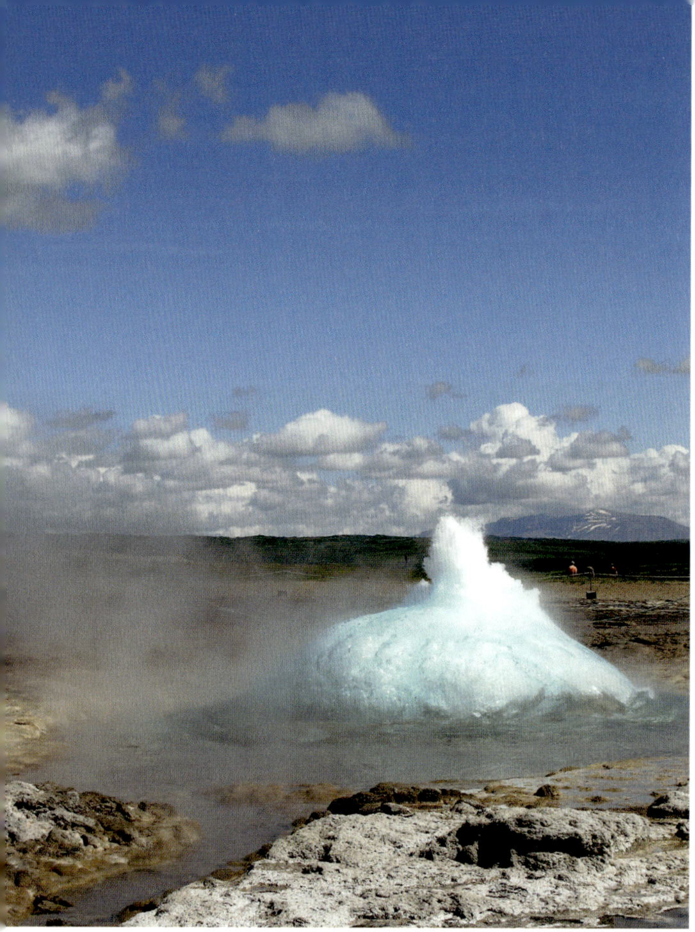

Da die Durchblutung zu Höchstleistungen angetrieben wird, verbrennen Sie bis zu 400 Kalorien in einer halben Stunde. Länger sollten Sie die Trainingseinheit auch nicht machen, dafür aber zwei- bis dreimal pro Woche. Fortgeschrittene können das Tiefwasser-Joggen – auch Deep-Water-Jogging genannt – ausprobieren. Dabei sollten Sie aber eine speziell entwickelte Schwimmweste tragen, die für den Auftrieb sorgt. Mit ein wenig Übung werden Sie es schaffen, ihr Gleichgewicht zu halten, denn beim Tiefwasser-Joggen »läuft« man ohne Bodenhaftung.

Mit ungeheurer Kraft kann sich das Wasser den Weg nach oben bahnen, wie bei diesem Geysir auf Island.

Aquawalking

Dieser Begriff bezeichnet Geh- und Laufbewegungen mit Bodenhaftung in knietiefem Wasser. Wenn Ihnen dabei das Kneipp`sche Wassertreten einfällt, liegen Sie gar nicht so falsch. Diese Gymnastikart eignet sich besonders für ältere oder gebrechliche Menschen, für Rheumatiker, Arthrosepatienten, sowie für Menschen mit Übergewicht. Da die Gelenke besonders geschont werden, wird Aquawalking viel in der Rehabilitation eingesetzt. Als Regenerationstraining ist es ideal bei Verletzungen des Bewegungs- und Stützapparates. Die Wassertemperatur beträgt ca. 30 bis 32° C bei einer Trainingseinheit von ca. 45 Minuten.

Perfekt ist Aquajogging, wenn Sie Ihre Kondition verbessern wollen, denn der gesamte Muskelapparat Ihres Körpers wird dabei ordentlich beansprucht.

Aqua-Qigong

Eigentlich kann man Aqua-Qigong nicht als Wassersportart bezeichnen, denn die langsamen, fließenden Bewegungen des aus der Traditionellen Chinesischen Medizin stammenden Qigong dienen der Entspannung und der Harmonisierung von Körper, Seele und Geist. Bei den malerischen Namen der Übungen wie: »Die Wildgans landet auf dem Wasser« oder »Der Drache spielt mit den Wellen« können Sie sich alle Zeit dieser Welt lassen, um ein ganz neues Körpergefühl zu erfahren. Das Schöne bei Qigong im Wasser ist, dass die sinnliche Erfahrung des eigenen Körpers mit der Einheit des Atems verschmilzt und Sie sich gleichzeitig entspannt und voller Kraft fühlen. Zwischen den Übungen können Sie Pausen machen oder ein paar ruhige Bahnen ziehen. Wichtig ist dabei, dass Sie auf Ihren inneren Rhythmus hören, damit Ihre Lebensenergie – das Qi – wieder frei fließen kann.

Aqua-Nia

Bei diesem Aqua-Übungsprogramm handelt es sich um eine Mischung aus verschiedenen Techniken, die an Land praktiziert werden. Aqua-Nia ist eine gelungene Mixtur aus östlichen Kampfsportarten und westlichen Tanztechniken, aus Tai-Chi, Yoga, Takwondo, Modern Dance und Jazz-Dance. Die »trockene Form« an Land wurde von den amerikanischen Fitnessspezialisten Debbie und Carlos Rosas entwickelt und bei Aqua-Nia nun wieder ins Wasser übertragen. Die Abkürzung »Nia« steht für Neuromuskuläre Integrative Aktion. Das Ziel ist es, Muskeln und Nerven im Körper wieder in eine Balance zu bringen und die Wahrnehmung zu schärfen. Wie beim Aqua-Qigong wird auch bei Aqua-Nia das Augenmerk hauptsächlich auf das ganzheitliche Bewegungskonzept gelegt. Nach den Übungen sollten Sie sich entspannt und voller neuer Energie fühlen.

Bei Aqua-Nia soll der Geist vom Ballast des Alltags befreit werden, die Atmung spielt dabei eine ganz wichtige Rolle.

Aquarhythmic/Aquadancing

Stellen Sie sich vor, es gibt eine Wasser-Disco! Fetzige Rhythmen motivieren Sie und andere, sich ausgiebig im Wasser zu bewegen. Es macht ziemlich viel Spaß, die tänzerischen Bewegungsabfolgen im Wasser auszuüben, und es ist eine perfekte Art, sich vor anderen Trainingseinheiten aufzuwärmen. Es gibt dabei auch speziell entwickelte Tanzübungen, die auf einzelne Gelenkfunktionen abgestimmt sind.

Aquarunning

Der Unterschied zu Aquajogging besteht darin, dass es sich um eine spezielle Trainingsmethode für Sportler und Läufer handelt, die zur Abwechslung eine andere Streckenführung »laufen« möchten. Die Läufer legen nur die halbe Strecke ihrer sonstigen Einheit zurück, aber der Effekt ist hierbei um ein Vielfaches größer. Sportler, die sich Verletzungen zugezogen haben und an Land erst mal nicht trainieren sollten, greifen auf Aquarunning zurück, um fit zu bleiben. Die Muskeln werden gekräftigt und die bestehende Verletzung wird entlastet. Es gibt sogar richtige »Aquarunning-Veranstaltungen« in Flüssen und Seen. Bei dieser Methode wird immer mit der Auftriebhilfe gearbeitet.

Aquastepp

Da die Gelenke beim Steppaerobic an Land stark belastet werden, wird hierbei das Training kurzerhand ins Wasser verlegt. Aquasteppt-raining verbindet ein ökonomisches Herz- und Kreislauftraining mit der Stärkung des Bindegewebes. Wenn Sie Ihr Hauptaugenmerk auf schöne, straffe Beine legen, dann sind Sie bei diesem Training optimal aufgehoben. Da es im Wasser oft gar nicht so leicht ist, das Gleichgewicht zu

TIPP Wenn Sie wollen, können Sie für Hydro-Aquapower auch die »Aquatic Fitness Mitts« benutzen. Dabei handelt es sich um spezielle Handschuhe aus Lycra oder Neopren mit Schwimmhäuten zwischen den Fingern, um die Widerstandsfläche unter Wasser zu erhöhen.

halten, bringt die andauernde Körperspannung einen zusätzlichen Straffungseffekt. Die verschiedenen Schrittfolgen sind oft eine Herausforderung an die Koordinationsfähigkeit. Aquastepp wird in hüfthohem Wasser bei einer Wassertemperatur von ca. 28° C ausgeübt.

Hydro-Aquapower

Diese Methode dient der Kräftigung der Muskulatur und leistet große Dienste, der Cellulitis den Kampf anzusagen! Die Übungen sind sehr strukturiert und werden in Intervallen durchgeführt. Wiederholungen von 15 bis 30 Mal sind Standard. Dabei wird ein Satz von fünf Übungen in zügigem Tempo durchgezogen, wobei auch Wasserhanteln eingesetzt werden.

Wassertherapie – was sie bewirkt

Im warmen Wasser können wir Momente höchsten Glücks, grenzenloser Freiheit und tiefsten Vertrauens erleben – wenn wir bereit sind, uns darauf einzulassen. Die verschiedenen Formen der Warmwassertherapien, die nachfolgend beschrieben werden, gehen ziemlich in die Tiefe. Nicht nur in die Tiefe des Wassers, sondern auch in Ihre emotionale Tiefe. Sie vermitteln Ihnen den Weg zu sich selbst, und einige Therapieformen erinnern Sie an die Zeit vor Ihrer Geburt, wo Sie in der Schwerelosigkeit – jenseits aller Dualität – aufgehoben und behütet waren. Diese Sessions im warmen Wasser sind eine so grundlegende und wunderbare Erfahrung des eigenen Ich, dass ich sie jedem gern ans Herz legen möchte.

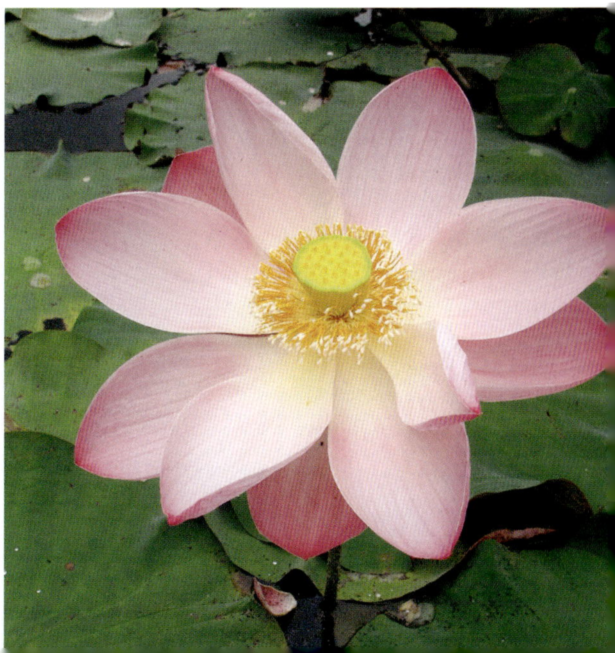

Bei therapeutischen Anwendungen im Wasser schweben wir wie eine Seerose auf der Wasseroberfläche.

Durch die Wärme des Wassers, das Getragenwerden durch den Therapeuten und das Loslassen des Bewegungsapparates können negative Emotionen, Gedanken, Trauer und seelische Blockaden aufgelöst und buchstäblich weggespült werden. Am Anfang werden Ihre Gedanken wie ein Hornissennest in Ihnen summen. Aber nach und nach »ergeben« Sie sich dem wohltuenden Nass und machen eine der tiefgreifendsten Erfahrungen von Urvertrauen, die Sie je erlebt haben. Lassen Sie sich tragen von einem Empfinden in raum- und zeitloser Stille. Das Lösen seelischer Blockaden – eben auch auf diesem Weg – führt uns zum Erfahren und zur Akzeptanz unserer eigenen Schönheit.

Water-Balancing

Das Water-Balancing holt sich verschiedene Behandlungselemente aus verwandten Körpertherapien wie dem Rolfing, dem Rebalancing und der Reflexzonenmassage.

Schwereloses Treiben im Wasser, vollkommene Entspannung, Loslassen und das sogenannte Water-Float-Balancing leiten den ersten Teil des Water-Balancing ein. Sie treiben dabei mit geschlossenen Augen auf einer Schwimmhilfe im Wasser und werden vom Water-Balancer langsam und bedächtig durchs Wasser gezogen und massiert. Der zweite Teil, das Water-Swing-Balancing, geht dann dazu über, dass Sie die Schwimmhilfe verlassen und vom Water-Balancer etwas dynamischer im Wasser gedehnt und gezogen werden. Er dreht und schaukelt ihren Körper ganz sanft und vorsichtig. Im dritten Teil der Session, dem Water-Deep-Balancing, wird man dann etwas mutiger und taucht ganz im Wasser unter. Mit einer Nasenklemme versehen, damit kein Wasser in die Atemwege eindringen kann, wird man unter Wasser gerollt und gedreht. Diese Bewegungen im und unter Wasser geschehen selbstverständlich ganz im Einklang mit Ihnen und Ihren Fähigkeiten.

Beim Water-Balancing wird Ihr Atemrhythmus vom erfahrenen Wassertherapeuten erspürt und genutzt, um Sie in die Erfahrung des Loslassens und Urvertrauens zu bringen.

Warmwasser-Rebirthing

Rebirthing ist eine spezielle Form der Atemtherapie, in der besonderer Wert auf die Tiefenatmung gelegt wird. Dabei wird Ihre Aufmerksamkeit durch bewusstes Atmen in den Körper gelenkt. Der Sinn ist es, alte Erinnerungen und Erlebnisse hochzuholen, die in einer vom Therapeuten begleiteten vertrauten Situation noch einmal durchlebt werden können, um letztendlich losgelassen zu werden.

Im warmen Wasser wird der Zugang zu diesen Traumata und Erlebnissen erleichtert und als tief greifend empfunden. Der »Patient« wird während des Warmwasser-Rebirthing von einem Therapeuten gehalten und atmet durch einen Schnorchel, die Körperhaltung ist die eines Embryos. Die Schwerelosigkeit erinnert den Menschen an seine Erlebnisse im Mutterleib. Viele unterdrückte Gefühle werden berührt, Muster können bewusst gemacht und Wiederholungen erkannt und befreit werden. Durch das bewusste Atmen lernen Sie, Ihre Gefühle mehr wahrzunehmen und sich selbst besser zu verstehen. Positive – bisher unbekannte – innere Kräfte können dabei geweckt werden.

Warmwasser-Rebirthing eignet sich vor allem für Menschen, die wenig Kontakt zu ihren Gefühlen und ihrem Körper haben.

Watsu

Das Wort »Watsu« setzt sich zusammen aus **Wa**-sser und Shia-**tsu**. Wasser-Shiatsu ist eine äußerst wirksame Körpertherapie, die 1980 von Harold Dull in Kalifornien aus dem Zen-Shiatsu entwickelt wurde und sich die Qualitäten des warmen Wassers (35° C) nutzbar macht. *Shi* bedeutet Finger und *Atsu* bedeutet »Druck«. Watsu hilft gut bei Verspannungen der Wirbelsäule, denn der Bewegungsapparat wird auf sanfte Art bewegt und gleitet harmonisch fließend dahin. Der Körper wird sozusagen dazu eingeladen, eingefahrene und alte Bewegungsmuster loszulassen. Die Atmung vertieft sich, der ursprüngliche Atemrhythmus stellt sich wieder ein. Der Empfangende liegt in den Armen des Wassertherapeuten und wird von ihm – oder von ihr – sanft hin und her bewegt. Die Schwerelosigkeit und die liebevolle Hinwendung geben ihm das oft lang vermisste Gefühl von Geborgenheit und Getragenwerden. Wenn sich die ersten Verspannungen lösen, wird durch sachgerechtes Dehnen und Strecken, Massage der Meridianpunkte sowie die Mobilisierung der Gelenke der Bewegungsradius erweitert. Auch emotionale Verspannungen lösen sich auf. Eine tiefe Berührung mit der Seele findet statt, die sich nicht selten in Tränen ausdrückt. Watsu steigert das Wohlbefinden und bringt Sie wieder in Kontakt mit Ihrer Mitte.

WATA – WasserTanzen

WasserTanzen ist eine aquatische Körperarbeit, die von den Schweizern Peter A. Schröter und Arjana Claudia Brunschwiler entwickelt wurde. Diese dynamische, dem Tanz verwandte Körperarbeit im Wasser ist für Fortgeschrittene geeignet, die bereits Erfahrung mit Watsu gemacht haben. Bei WATA werden Sie, mit einer Nasenklemme ausgestattet, auch unter Wasser geführt. Der Wassertherapeut stellt sich ganz auf Ihren Atemrhythmus ein und unterstützt Sie mit sanften Dehnungstechniken beim »Unter-Wasser-Tanzen«. Die Bewegungsabläufe sind angelehnt an das klassische Ballett, an Aikido und erinnern auch an schwimmende Delfine.

Es gibt sieben Grundformen der Bewegung, die ausgeführt werden:

- Purzelbaum
- Schlange
- Aikido
- Rolle
- Inversion
- Freilassen
- Umfangen

Einfühlsam werden Sie durch Über- und Unterwasserbewegungen geführt. Aufgestaute und/oder verdrängte Gefühle können hochkommen und stattfinden. Angst, Ohnmacht, Wut, aber auch Schamgefühl dürfen sich zeigen und im geschützten Rahmen losgelassen werden. Erleichterung und Freude stellen sich ein.

Aquamotion

Diese Art von Körperarbeit richtet sich vor allem an Menschen, die in orthopädischer oder in Schmerzbehandlung sind. Es wird hier mit verschiedenen Techniken aus der Physiotherapie und dem Watsu gearbeitet. Schwerpunkte sind zum Beispiel die Erweiterung des Bewegungsradius, die Behandlung der Lendenwirbelsäule und auch das Lösen von steifen Gelenken. In der Geburtshilfe wird Aquamotion bereits erfolgreich eingesetzt. Bei Schwangeren sind Übungen zur Entspannung der Beckenmuskulatur sehr effektiv. Durch das wohlige Gefühl im Wasser wird die Verbindung zum Kind leichter hergestellt. Bei dieser Tiefenentspannungstechnik kommen auch Wasserbälle und Aqua-Nudeln zum Einsatz.

AquaLomi

AquaLomi ist eine Wassermassage. Entstanden ist diese Aquatische Körperarbeit aus der hawaiianischen Lomi-Lomi-Nui-Massage, die von Susan Floyd weiterentwickelt wurde. Diese Tempelmassage aus Hawaii dauert über zwei Stunden. Auch bei dieser sanften Massagetechnik geht es darum, den Körper mit dem Geist zu verbinden. Im Körper gibt es genauso feine wellenartige Bewegungen wie im Wasser. Diese Wellenbewegungen werden durch den Masseur mitgetragen und mitgemacht. Durch das warme Wasser ist der Körper bereit, Bewegungen zu vollziehen, durch die sich Verspannungen lösen lassen. Nach der Arbeit im Wasser wird die Lomilomi-Sitzung auf dem Massagetisch weitergeführt.

Bei AquaLomi durchflutet Sie die Vitalität des hawaiianischen Aloha Spirit, und es wächst tief in Ihnen die Erkenntnis, dass der Körper tatsächlich der »Tempel der Seele« ist.

Lomi heißt auf Hawaiianisch »drücken, kneten« und genau das passiert auf eine sehr angenehme Weise durch den Masseur. Auf dem Massagetisch wird mit sehr viel Öl gearbeitet.

Der Körper wird mit den Unterarmen in seiner ganzen Länge ausgestrichen und bearbeitet. Durch das Öl hat man den Eindruck, dass alles im Fluss ist. Der Masseur verbindet auf dynamische Art,

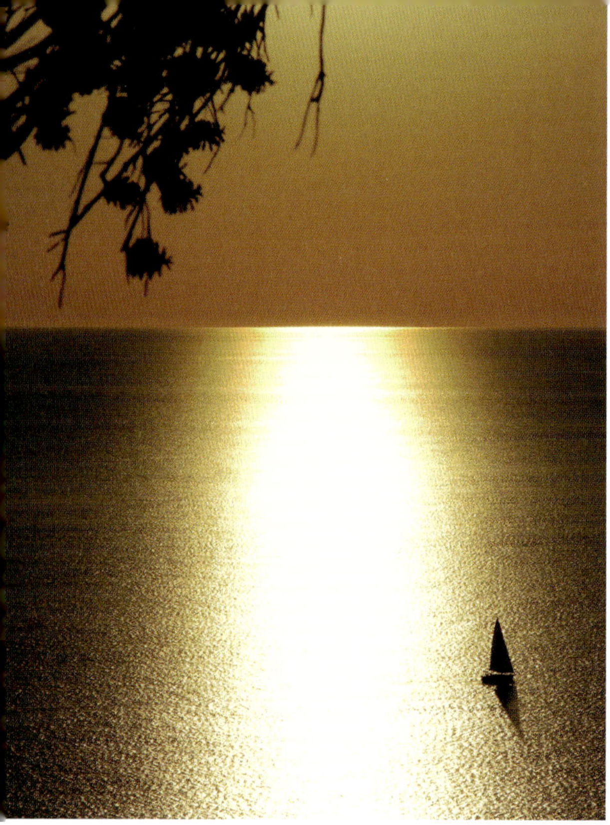

fast mit tanzenden Bewegungen, den Körper mit dem Geist.

Floating – im embryonalen Schwebezustand

Der Floating-Tank wurde 1954 von dem amerikanischen Gehirnforscher Dr. John Lilly entwickelt, um die Wirkung der Schwerelosigkeit auf die menschliche Psyche zu testen. Der Schwebetank, der auch manchmal Samadhi-Tank genannt wird, ist mit körperwarmen Solewasser gefüllt, dessen Salzgehalt so hoch ist, dass Sie – wie im Toten Meer – allein vom Wasser getragen werden. Losgelöst von den Reizen der Außenwelt, können Sie hier vollkommen entspannen.

Wasser gibt einem Halt – wie einem Boot auf dem Meer. Diese Eigenschaft kommt auch in Wassertherapien zum Einsatz.

Meistens wird für die Sole im Tank Bittersalz verwendet, weil es sehr tragfähig ist und den Körper nachhaltig entwässert und entgiftet, aber die neuesten Floatarien bieten auch Tanks an, die mit Kristallsalz gefüllt sind. Diese Kristallsalz-Floatarien können auch die Form einer Pyramide haben. Da das Wasser nur ca. 25 Zentimeter tief und die Salzkonzentration sehr hoch ist, können Sie nicht untergehen.

Der Körper schüttet beim Floaten mehr Endorphine (Glückshormone) als Stresshormone aus, was wahrscheinlich darauf zurückzuführen ist, dass man sich in den embryonalen Zustand zurückversetzt fühlt. Die Gehirnhälften werden harmonisiert, der Blutdruck gesenkt.

Das Floating-Bad dauert meistens eine Stunde, kann aber bis zu drei Stunden ausgedehnt werden. Im Tank kann es je nach Wunsch dunkel sein, oder es kann ein dämmeriges Licht vorherrschen. Sie können auch leise Musik spielen lassen. Die Sorge, Sie könnten vielleicht klaustrophobische Gedanken haben, sind spätestens nach zwei bis drei Minuten wie weggeblasen, wenn Sie wie ein Baby im Mutterleib vor sich hin schweben.

Das Floaten ist für vielerlei Beschwerden zu empfehlen. Es entspannt beim sogenannten Burn-out-Syndrom, es ist hilfreich bei Hauterkrankungen, Rückenproblemen, Gelenkschmerzen wie Arthritis, Verspannungen aller Art, Stresssymptomen, Depressionen, chronischen Schmerzen, und es kann sogar beim Aufbau eines gesunden Immunsystems helfen. Vor dem Floaten sollte Sie sich nicht rasieren, da die Haut durch den hohen Salzgehalt brennen kann. Auch sollten Sie vorher wenig essen, damit Sie sich vollkommen entspannen können. Menschen, die an Epilepsie oder Schizophrenie leiden, ist das Floaten nicht zu empfehlen. Menschen mit Nierenproblemen sollten vorher ihren Arzt befragen.

Sie schweben losgelöst von Zeit und Raum einer Art von Tiefenentspannung entgegen, die in Ihnen ein einzigartiges Glücksgefühl auslösen kann.

Ipeg-Therapie im Wasser

Die Ipeg-Wassertherapie wurde von Dr. Adalbert Olschewski-Hattenhauer vom Institut für Persönlichkeitsentwicklung und Gesundheitsbildung in Heidelberg entwickelt, um insbesondere bei Krebspatienten die Selbstheilungskräfte anzuregen. In der Medizin ist es zwar bekannt, dass ca. 70 bis 80 Prozent aller Erkrankungen psychischen Ursprungs sein können, dass aber der Körper auch über Selbstheilungskräfte verfügt, die aktiviert werden können, ist keineswegs medizinische Routine. Der Neurologe David Felten entdeckte Nervenstränge, die das Nervensystem mit dem Immunsystem verbinden. Spätestens damit sollte der Beweis erbracht sein, dass Gefühle und Gedanken unsere Gesundheit beeinflussen. Positive Gedanken können positive körperliche Vorgänge aktivieren, die den entscheidenden Schritt in Richtung Heilung erbringen können. Dabei helfen verschiedene Entspannungstechniken.

Bei einer Ipeg-Wasserbehandlung erfahren Sie körperlich, dass Sie viel weniger Muskelspannung im Wasser brauchen, als Sie denken.

Auch bei dieser Wassertherapie werden Sie vom Therapeuten in körperwarmem Wasser zunächst gehalten und dann bewegt. Am Anfang geht es darum, sich mehr und mehr vom Wasser tragen zu lassen und mit geschlossenen Augen auf die Atmung zu konzentrieren. Sobald eine gewisse Entspannung eingesetzt hat, wird durch sanftes Berühren einzelner Muskelpartien die eigene Grundspannung bewusst gemacht.

Um den Atem zu vertiefen, kann der Therapeut Ihre Atmung durch sanften Druck und Lockerung desselben auf die Schultern begleiten. Eine innere Gelöstheit entsteht. Tiefsitzende Erlebnisse können auch über Bilder hochkommen und bewusst betrachtet werden. In der fortgeschrittenen Phase wird der Körper bei der Ausatmung unter Wasser gebracht. Sie erfahren fast delfinartige, spiralförmige Bewegungsmuster. Mit etwas Übung und Vertrauen in den Therapeuten wird diese kurze Phase, in der Sie sich unter Wasser befinden, von Ihnen als sehr angenehm empfunden. Das Ausschalten der optischen Wahrnehmung durch die geschlossenen Augen und die völlig veränderte akustische Situation erfahren Sie als einen bisher ungekannten Entspannungszustand. Psychische und physische Blockaden können sich lösen, und der Körper bekommt so die Möglichkeit, seine Selbstheilungskräfte zu aktivieren. Der Patient erhält die Gelegenheit, sich selbst besser kennenzulernen und seine eigenen Gedanken zur Krankheit zu begreifen und anzunehmen.

Andere Länder, andere Wässer

Jedes Land hat eine andere Badekultur, die auch sein Verhältnis zum Wasser spiegelt.

Badehäuser in Korea

Die Badekultur Koreas ist noch nicht so alt. Im Jahr 1924 wurde in Pjönjang das erste Badehaus eröffnet. Da die Menschen sich aber zu jener Zeit noch schämten, sich nackt in der Öffentlichkeit zu zeigen, erlebten die koreanischen Badehäuser erst um etwa 1960 die Beliebtheit, die sie heute haben. In der Anfangszeit durften nur die Töchter den Müttern den Rücken abreiben und die Söhne den Vätern, heute können es durchaus auch die anderen Badenden sein. Die Haut wurde dabei so stark abgerieben, bis man sich fast häutete. Diese schmerzhafte Prozedur ist immer noch fester Bestandteil der Hautreinigung. Früher wurde in Korea ein Badehaus nur aus hygienischen Gründen besucht, jetzt erfreut es sich auch als Kommunikationsstätte wachsender Beliebtheit. Dort kann man sich der Schönheitspflege widmen, sich die Haare schneiden lassen, es wird massiert und es gibt natürlich auch eine Imbiss-Bar.

Das Badewasser bestand früher meistens aus Wasser, in dem vorher Pfirsich- oder Pflaumensteine oder Walnussschalen gekocht wurden. Alle diese Badezusätze hatten ihre spezielle hygienische Bedeutung. Nach der Geburt eines Kindes zum Beispiel badeten die Frauen in Wasser, in welchem zuvor junger Beifuß gekocht worden war. Die Damen der Gesellschaft richteten sich zudem auch stark nach dem Mondkalender.

Blüten sind in den Badehäusern Koreas ein geschätzter Badezusatz zur Schönheits- und Gesundheitspflege.

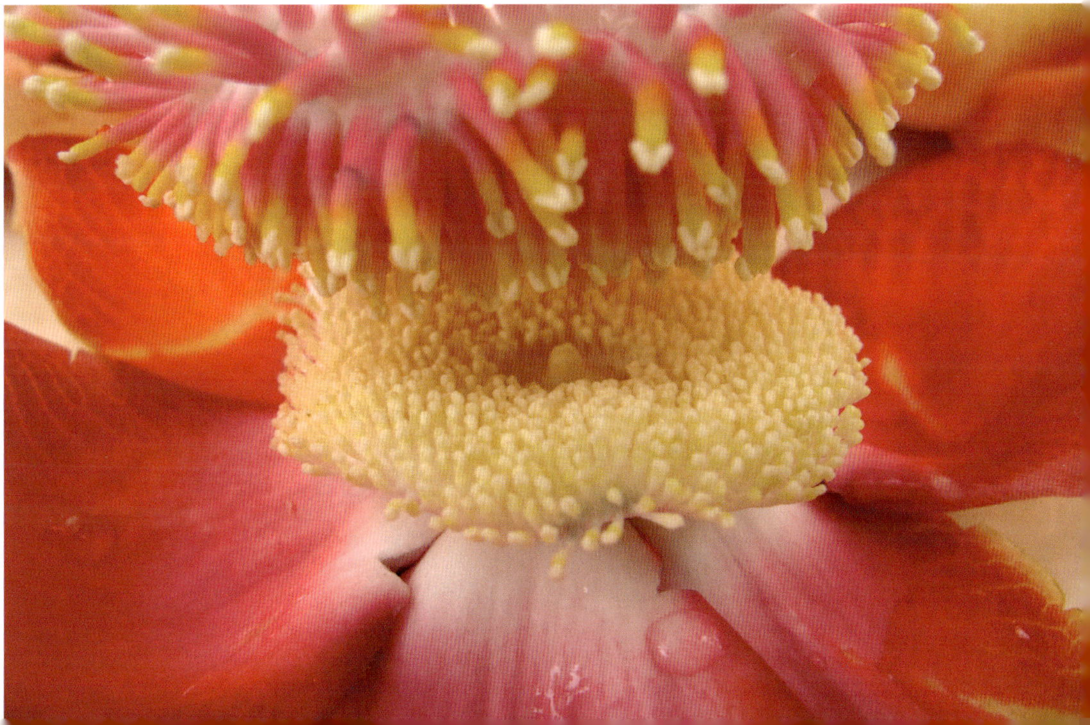

So wurden am 15. Juni, dem Judu-Tag, die Haare mit Ingwer gewaschen. Außerhalb dieser Zeit wuschen die Frauen ihre langen schwarzen Haare im Mondschein an klaren Bächen und Flüssen. Die vornehmen Damen Koreas badeten auch in Orchideenblüten, und bei Krankheiten war ein Bad in heißen Quellen oder in einem Dampfbad sehr beliebt. Die gegenwärtige Badekultur in Korea hat sich aus der Tradition der Hautreinigung weiterentwickelt, und so werden in den heutigen Badehäusern Massagen und Schlammpackungen mit Seetang oder mit in Bambusröhren geröstetem Salz angeboten. Die Badewannen bestehen aus Lehm oder Germanium, und der Fußboden einer Sauna kann sogar mit Jade ausgekleidet sein.

Banja – die russische Art, Dampf abzulassen

Früher, als in Russland Badewannen zu Hause eher selten waren, ging man zu einem festgelegten Tag in die Banja. Eine Banja ist eine Kombination aus Dampfbad und Sauna mit großem Becken und Buffet. So manche Geschäfte und Strategien wurden zwischen Wodka und Wasserdampf ausgearbeitet. Um 1895/1900 gab es am Fluss Moskwa und entlang kleinerer Flüsse etwa 60 Banjas, die manchmal zu regelrechten Palästen ausgebaut waren.

Damals sparten diese Luxusbadehäuser nicht an Prunk. Eine ganze Heerschar von Banja-Dienern war zu jener Zeit den ganzen Tag damit beschäftigt, heißes Wasser hin- und herzuschleppen, um die hohen Ansprüche der Badenden zu bedienen, den ausgefallenen Wünschen zu entsprechen, das Buffet aufzufüllen, Alkohol auszuschenken, die Haare zu schneiden, zu rasieren, kosmetische Behandlungen durchzuführen und auch zur Ader zu lassen.

Eines der berühmtesten Banjas in Moskau wurde von der bekannten russischen Schauspielerin Jelisaweta Sandunowa (1772 – 1826) gebaut: das »Sanduny«; es ist heute, nach einer aufwendigen Renovierung, wieder ein Anziehungspunkt für reiche Touristen.

In einer Banja wurden außerdem auch noch die Dienste von Masseuren und Naturheilkundlern angeboten. Und wer wollte, konnte sich tätowieren lassen. Es passt ganz gut ins Bild, dass es in einer Banja verschiedene Unterteilungen gab. Die Abteilung für die adelige Gesellschaft, eine andere für das Volk und dann noch Gemeinschaftsräume und Familienabteilungen. In die für den Adel vorbehaltenen Räumlichkeiten durften die feinen Damen und Herren der Gesellschaft sogar ihre Schoßhündchen mitnehmen, die dort genauso gewaschen und gebürstet wurden wie ihre Herrchen.

In einer Banja herrscht eine sehr hohe Luftfeuchtigkeit, ganz im Gegensatz zu den europäischen Dampfbädern, die im Vergleich dazu eher trockene Luft haben. Die Temperatur des Wassers bewegte sich meistens zwischen 45° C und 56° C. Wie auch in einer finnischen Sauna waren Öfen mit heißen Steinen in Gebrauch, auf die ständig Wasser geschüttet wurde, um die hohe Luftfeuchtigkeit zu gewährleisten. Die reichen Moskauer schätzten ihre Banjas so sehr, dass sie lieber dorthin gingen, als zu Hause allein in ihrer Luxusmarmorbadewanne zu liegen.

Das Wort »Hamam« lässt sich nicht genau übersetzen, am ehesten wird damit ein Gefühl ausgedrückt: Entspannung, den Alltag vergessen. »Die Seele baumeln lassen«, wie wir heute dazu sagen.

Hamam – das orientalische Baderitual

Die Byzantiner kannten das Schwitzbad schon vor 1500 Jahren.

Von dort »wanderte« es zu den Mauretaniern und Ägyptern und kam dann durch die Araber wieder zurück nach Europa. Die frühe islamische Kultur legte sehr großen Wert auf Sauberkeit, denn sie betrachtete den Körper als Tempel der Seele. Man fand es im arabischen Raum, auch in der iranischen Kultur und vor allem in der Türkei weitverbreitet. Mittlerweile ist es als türkisches Bad bekannt.

Ein klassisches Hamam besteht aus mehreren Behandlungsräumen und Hallen, in denen man sich den ganzen Tag verwöhnen lassen kann. Das orientalische Bad ist eine Abfolge von Warmbad, Schwitzbad und Kaltbad, die durch Massagen, Bürstenmassagen und Schlammpackun-

TIPP Wie bei allen Baderitualen sollte man auch bei diesem mindestens zwei Stunden einplanen, um den Alltag wirklich hinter sich zu lassen und in ein Reich voller wohlriechender Düfte einzutauchen … wie eine Prinzessin aus 1001 Nacht!

DAS BADERITUAL IM HAMAM

- Beim Eintritt in den Hamam erhält man das traditionelle Lendentuch (Pestemal) und einen Rubbelhandschuh.
- Nach der Dusche betritt man das Sogukluk (den Eingang in den Badebereich), wo man sich bei einer Raumtemperatur von 38° C ca. zehn bis 15 Minuten aufhält. Dies dient dazu, dass man sich auf die erhöhte Raumtemperatur und die Luftfeuchtigkeit einstimmen kann. Währenddessen übergießt man sich mehrere Male mit warmem Wasser und taucht in den Sicaklik ein. In diesem Wasserbecken mit der Temperatur von 36° C verweilt man 15 bis 20 Minuten und übergießt sich abermals mit warmem Wasser aus dem Kurna (wärmeres Wasserbecken).
- Danach kann man wahlweise den Schwitzraum (Halvet) mit einer Temperatur von 45° C besuchen (fünf bis zehn Minuten) oder den Kese (40° C, fünf bis zehn Minuten). Dabei reibt man den Körper mit dem speziellen Waschhandschuh ab. Dies hat eine Peeling-Wirkung und fördert die Durchblutung. Zum Abschluss reinigt man den Körper mit Wasser aus dem Kurna.
- Lif ist der zweite Reinigungsraum, hier reibt man den Körper gründlich mit Naturseife und dem Waschhandschuh ein und wäscht ihn dann mit warmem Wasser aus dem Kurna ab.
- Das Bingül ist ein weiteres Dampfbad, welches man aufsuchen kann, wenn man Lust dazu hat.
- Schließlich gibt es im Hamam noch eine orientalische Massageart, die Hamam-Massage. Dabei liegt man auf einem warmen Stein, und der Hamam-Masseur oder die Masseurin entfernt mit einem rauen Stoffhandschuh Hautschuppen und andere Hautunreinheiten. Danach wird der Köper mit einem feinen Seifenschaum umhüllt, der mit einem Stoffsack aus Leinen, dem Lif erzeugt wird. Nach dieser Behandlung fühlt man sich fast wie neugeboren!

gen bereichert wird. Die Wasserdämpfe lösen Verspannungen und wirken vorbeugend gegen Erkrankungen der Atemwege. Die Poren der Haut öffnen sich, und darüber können nun vermehrt Gifte ausgeschieden werden.

Orfuro oder Sento – das japanische Bad

Das Wasser spielt in der japanischen Kultur eine zentrale Rolle. Es ist aus der japanischen Gartenbaukunst genauso wenig wegzudenken wie aus der beeindruckenden Landschaftsmalerei.

Die Inselkette Japans entstand aus Vulkangestein, demzufolge gibt es in Japan heiße Quellen im Überfluss. Über 1.000 Thermalquellen übersäen das Land. Daher stammt – aller Wahrscheinlichkeit nach – auch die Vorliebe der Japaner, sehr, sehr heiß zu baden.

Das Baden spielt in der Familie eine große Rolle, so wird auch immer mit der ganzen Familie gebadet. Ist die Wanne zu klein, dass alle darin Platz haben, gibt es eine strenge Reihenfolge, nach welcher die Familienmitglieder in das Nass steigen.

Das Familienbad heißt Orfuro oder Furo, und es gilt als selbstverständlich, dass jedes Haus eines besitzt. Je nach sozialen Verhältnissen gibt es im Badezimmer einen kleineren Holzzuber oder ein größeres Becken.

Das Sento ist das öffentliche Bad, dort baden Frauen und Männer miteinander. Diese öffentlichen Badehäuser sind kunstvoll mit Naturmaterialien gestaltet, kleinere Gärten mit Steinlaternen laden zum Verweilen ein. Die Wassertemperatur liegt zwischen 45° C und 5° C. Es ist recht gewöhnungsbedürftig, in eine so heiße Wanne hineinzusteigen, denn die Haut wird dabei krebsrot. Verspannungen verschwinden bei dieser Hitze von selbst.

Selbstverständlich muss man sich vor Betreten des Beckens säubern: Erst muss man sich so lang abrub-

TIPP Ein ganz besonderes Erlebnis ist es, in einem Onsen zu baden. Das ist eine heiße Quelle, an die ein öffentliches Bad angeschlossen ist. Das heiße Wasserbecken im Freien heißt Rotenburo – »Bad im Tau unter freien Himmel«. Es ist ein besonders schönes Erlebnis, mitten in der Nacht draußen im heißen Wasser zu schweben und die Sterne am Himmel zu betrachten.

beln, bis die Haut rosa ist, dann wird man mehrmals mit Wasser überschüttet, bevor der Zutritt zum heißen Wasserbecken erlaubt ist. Das Becken ist eine Art große Gemeinschaftsbadewanne, in der sich viele Menschen tummeln.

Das heiße Wasser wird ständig nachgegossen, so bleibt die Wassertemperatur immer gleich. Die Wasserbecken können aus unbehandeltem Holz bestehen, aber auch aus Marmor oder Stein.

Songkran – das thailändische Neujahrsfest

Um Ihnen einen Einblick in ein traditionelles Wasserritual zu geben, das sich bis in die Jetztzeit erhalten hat, möchte ich Sie nach Thailand »entführen«.

Was in Thailand ursprünglich einmal als Neujahrsbrauch begann, wurde im Lauf der Zeit zu einer übermütigen Wasserschlacht, die das ganze Land erfasste. Begoss man anfangs die Hände der älteren Familienmitglieder respektvoll mit parfümiertem Wasser oder spritzte sich ein wenig von diesem Wasser über die Schulter, überschütten sich die Menschen heute mit Plastikeimern voll Eiswasser, um sich ein frohes neues Jahr und einen guten Rutsch zu wünschen. Das Neujahrsfest der Thailänder heißt Songkran, was so viel bedeutet wie »Übergang, vorangehen«. Damit ist der Übergang der Sonne in das nächste Tierkreiszeichen gemeint. Dieses Fest dauert mindestens drei Tage, vom 13. bis 15. April. Am ersten Tag – Wan Maha Songkran – putzen die Menschen ihre Häuser, waschen und reinigen unter Respektsbezeugungen ihre Buddhastatuen, und der zweiten Person in der Familienrangfolge wird die Ehre zu teil, den Ranghöchsten – den Vater – zu waschen.

Der farbenprächtige Umzug mit Buddhafiguren und endlosen Tischen, die sich vor Speisen und Opfergaben biegen, findet ebenfalls an diesem Tag statt. Mit tiefen Verneigungen wird das Essen an die vorbeiziehenden Mönche verteilt. Selbstverständlich werden die Teilnehmer der Parade auch ordentlich durchnässt. Manche mieten sich sogar einen Truck mit mehreren Wasserfässern, die mit Wasser und

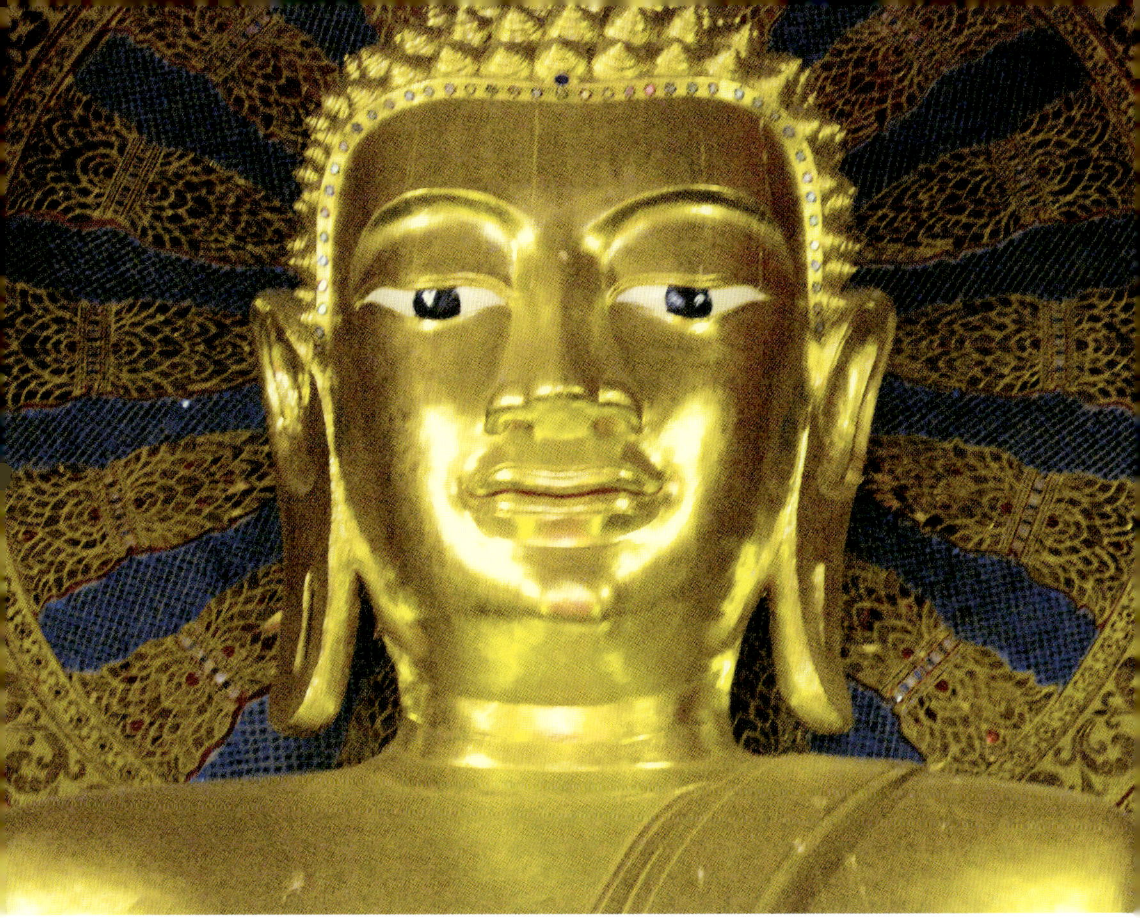

Eis gefüllt sind. An allen strategisch wichtigen Kreuzungen stehen große Wassertanks, an denen man für wenige Bath die eigenen Wasserbehälter wieder auffüllen kann. In den Straßen kann man sogar Elefanten sehen, die sich ebenfalls mit sichtlichem Vergnügen an der Wasserschlacht beteiligen.

Auch bei den wasserreichen thailändischen Neujahrsumzügen sind Buddhastatuen unverzichtbare Begleiter.

Am 14. April – Wan Nao – bereiten die Thailänder Speisen für die buddhistischen Zeremonien am nächsten Tag zu. Sie holen Sand vom Flussufer und häufen diesen auf dem Tempelgelände zu kleinen Chedis, die mit Blumen und Papierfähnchen geschmückt werden. Am 15. April – Wan Payawan – beginnt das neue Jahr. Frühmorgens werden Speisen, Stoffe, Blumen, frische Früchte und andere Geschenke den Mönchen in den Tempeln gebracht. Mit diesem Tag beginnt im Land die Saat- und Pflügezeit. Die Mönche opfern und beten, die Bauern warten auf Regen. Aus diesem Grund spielt Wasser bei diesem Fest eine so große Rolle.

Die Schwitzhütte – das schamanische Reinigungsritual

»Die Hütte der heiligen Steine – Wakan tunka tipi.« Das Schwitzhüttenritual ist das Wiedergeburtsritual der indianischen Volksstämme. Es war ursprünglich ein Reinigungsritual der Männer. Das Ritual fängt mit dem Bau der Hütte aus Weidenzweigen an: Das Gerüst wird mit Decken abgedeckt, Steine werden auf die vorbereitete Feuerstelle gelegt und erhitzt. Die Kleider werden abgelegt und der Körper wird mit Salbei geräuchert. Nach dieser Reinigung begibt man sich auf allenvieren in die Schwitzhütte. Das Ritual geht meist etwa über vier Runden und kann mehrere Stunden andauern. In jeder neuen Runde bringt einer der Teilnehmer neue glühende Steine, auf denen mit Kräutern angereichertes Wasser verdampft wird. Am Ende des Schwitzhüttenrituals wird die Hütte angezündet. Die Feuersäule ist das Symbol für die Transformation, die stattgefunden hat.

Das Ritual findet in vollkommener Dunkelheit statt, damit die Teilnehmer sich ganz auf ihr Innerstes konzentrieren können.

Sauna – der finnische Liebling

In fast jedem finnischen Haus gibt es eine Sauna. Auch hierzulande besuchen mittlerweile Millionen Menschen regelmäßig in dieses Heißluftbad. Die Trockensauna ist dabei die traditionellste Form. Die Lufttemperatur beträgt im oberen Saunabereich 90° C bis 100° C und im unteren etwa 60° C. Nur ungefähr zwei bis fünf Prozent sollte die Luftfeuchtigkeit betragen, damit der Schweiß verdunsten kann. Durch den Aufguss steigt die Luftfeuchtigkeit auf bis zu 20 Prozent. Um einen angenehmen Duft zu verbreiten und Erkältungskrankheiten den Garaus zu machen, können für den Aufguss ätherische Öle wie Fichtennadel-, Latschenkiefer-, Zitronen- oder Orangenöl verwendet werden.

SAUNAREGELN

- Der Besuch des Schwitzbades sollte erst ein bis zwei Stunden nach einer Mahlzeit stattfinden.
- Nicht gleich nach einer Anstrengung in die Sauna gehen, erst vorher ein wenig ruhen.
- Vorher unbedingt duschen und abtrocknen.

In der Sauna:

- Auf den Bänken entspannt sitzen oder liegen.
- In der Wärme acht bis zwölf Minuten verbleiben.
- Zwei Minuten vor dem Verlassen der Sauna sollten Sie sich erst aufsetzen, um Ihren Kreislauf langsam an die aufrechte Haltung zu gewöhnen.

Nach dem Verlassen der Sauna:

- Sie können an die frische Luft gehen und einige Runden drehen, aber nicht zu lange, damit Sie nicht frösteln.
- Sie können sich mit Kaltwasser abgießen, ausgehend von den Armen und Beinen bis zum Herzen hin. Damit wird der Rückstrom des Blutes zum Herzen hin gefördert und die Herzschlagzahl vermindert.
- Danach sollten Sie sich hinsetzen und in dieser kurzen Verweildauer (vier bis fünf Minuten) ein warmes Fußbad nehmen.
- Danach entweder das Abgießen wiederholen oder in ein Kaltwasserbecken bis zum Hals eintauchen. Dadurch werden die Blutgefäße zu einer starken Reaktion provoziert.

Die Saunagänge sollten Sie zwei- bis dreimal wiederholen, aber zwischen den Saunagängen eine Ruhephase von ca. 20 Minuten einlegen. Nach dem Beenden des Saunabadens ist es gut, wenn Sie noch eine halbe Stunde ruhen.

Das Saunabaden birgt viele Vorteile in sich: Die Leistungsfähigkeit wird gesteigert, Herz und Kreislauf werden gestärkt, die Blutgefäße werden trainiert, die Abwehr des Körpers gegen Infekte wird gestärkt, Schlackenstoffe werden abtransportiert. Allgemein findet eine Abhärtung gegen Krankheiten statt, und darüber hinaus setzt eine körperliche und geistige Entspannung ein. Menschen die an Durchblutungsstörungen leiden, die Asthma haben, Muskelrheuma, Arthrosen, Bandscheibenbeschwerden und Fettsucht sollten die positiven Eigenschaften eines Saunabadens nutzen.

Für Schwangere, akut erkrankte Personen oder bei schweren Krankheiten ist die Sauna nicht zu empfehlen.

Thalasso – eine Liebeserklärung an das Meer

Seit Menschengedenken wird die Kraft des Meeres und der Meeresalgen zu Heilzwecken verwendet. Das Meeresrauschen beruhigt, es senkt die Gehirnaktivitäten und man fühlt sich vollkommen entspannt im Hier und Jetzt. Bereits um 1900 entstanden in Frankreich die ersten Thalassotherapie-Zentren.

Thalassa heißt im Griechischen »Meer«. Bereits lang vor Christi Geburt riet der griechische Arzt Hippokrates (460–370 v. Chr.) seinen Patienten bei verschiedensten Erkrankungen, ein Bad im Meer zu nehmen. Der Grund für die positive Auswirkung von Meerwasser auf unseren Körper ist der, dass es in seinem Aufbau sehr unserem Blutplasma ähnelt. Es sind alle Spurenelemente vorhanden, die sich auch in unseren Zellen finden: Magnesium, Kalium, Eisen, Salz etc. Das Meerwasser hilft bei Stoffwechselstörungen, Herz- und Kreislaufbeschwerden, Atemwegserkrankungen und Gelenkbeschwerden.

Aber das Meer bietet uns noch einen weiteren effektiven Helfer: Meeresalgen sind wahre Wundermittel, um die Haut jünger, straffer und weicher zu machen, sie sind Feuchtigkeitsspender und festigen unser Bindegewebe. Sie transportieren Schadstoffe aus dem Hautgewebe hinaus, sie entschlacken, regen den Stoffwechsel an und reduzieren Flüssigkeitsansammlungen. Im Gegenzug schenken sie uns viele Mineralstoffe, Vitamine und Spurenelemente. Besonders Jod ist in diesem Zusammenhang hervorzuheben, denn dieses Spurenelement ist für die Funktion der Schilddrüse enorm wichtig. Bei einer Thalassobehandlung wird man mit diesen wohltuenden Schlammpackungen von Kopf bis Fuß eingerieben. Zusätzlich wird man mit einer Wärmedecke zugedeckt, damit die Wirkstoffe schneller über die Haut eindringen. Nach jeder Packung folgen eine gründliche Dusche und eine wohltuende Ölmassage.

TIPP Wenn es der Zeitplan nicht erlaubt, mal schnell ans Meer zu fahren, dann gibt es viele Möglichkeiten, zu Hause Schlammpackungen und Bäder selbst zuzubereiten. Die einfachste und günstigste Methode, sich das Meer ins eigene Badezimmer zu holen, ist ein Solebad (siehe Seite 81).

Thermen – ein Gang durch die römische Geschichte

Als Rom im Jahr 753 v. Chr. von Romulus gegründet wurde, war es eine verhältnismäßig kleine Stadt, deren Einwohner sich ihr Wasser aus reich verzierten Brunnen und Quellen holten. Mit dem raschen Anstieg der Einwohnerzahl wuchs auch der Bedarf nach frischem Wasser und Hygiene. So ließen die Römer – nach einem ausgeklügelten System – kilometerlange Wasserrohre aus Lehm (später aus Blei) bauen, um das Wasser aus dem Fluss Tiber und den umliegenden Quellen in die Stadt zu leiten.

Die Badekultur begann aufzublühen, und alle namhaften Kaiser wie Diokletian, Caracalla, Agrippa, Trajan, Nero oder Titus bauten herrliche Thermen, um sich die Gunst ihres Volkes zu sichern. Die wohl berühmteste Therme jener Zeit war und ist bis heute die Caracalla-Therme (217 n. Chr.). In dem riesigen Areal von über 130.000 m^2 Fläche konnten jeden Tag bis zu 1600 Menschen baden.

- Wenn man eine Therme betrat, begab man sich zunächst in eine Umkleide (Apodyterium), wo man sich seiner Kleidung entledigte. Da die Männer nackt badeten und die Frauen Kleidungsstücke trugen, die heutigen Badeanzügen ähnelten, gab es festgelegte Zeiten, in denen Männer und Frauen getrennt die Thermen besuchten.

- Falls eine Therme einen Sportraum hatte (Palästra), schloss er sich meist an den Umkleideraum an. Seitlich dieses mit prächtigen Mosaiken ausgelegten Raumes gab es kleine Nischen für Massagen oder Gymnastikübungen. Der Badegast schritt nun zum Kaltbad (Frigidarium), um sich nach der körperlichen Ertüchtigung zu erfrischen oder mit kaltem Wasser übergießen zu lassen.
- Weiter ging es ins Laubad (Tepidarium). Dieser Raum wurde lauwarm gehalten, um den Übergang zwischen Kalt- und Warmbad zu erleichtern. Bei einer Raumtemperatur von ca. 24° C und einer hohen Luftfeuchtigkeit von ca. 90 Prozent konnte man sich gut erholen und auf das heiße Caldarium vorbereiten.
- Dieser kreisrunde Raum mit einer Raumtemperatur von ca. 34° C und einer Luftfeuchtigkeit von nahezu 100 Prozent war eine Art Dampfbad, wie wir es heute kennen. Man lag dort in Marmorschalen oder Becken und ließ sich das heiße Wasser von Sklaven über den Kopf schütten. Das Caldarium wurde meistens in südlicher oder südwestlicher Ausrichtung gebaut, um die Einstrahlung der Sonne zu nutzen.

Das Element Wasser spielt in dieser fast 5000 Jahre alten Heilweise eine wichtige Rolle.
Um den Zustand eines Patienten zu diagnostizieren, wird im Ayurveda die Pulsdiagnose verwendet. Der Arzt spürt dabei genau, wo eventuell etwas im Ungleichgewicht ist. Die ayurvedische Lehre geht von den drei Doshas aus, drei Bioenergieströmen, die die Vorgänge im Körper regeln:

- Vata hat mit den Elementen Äther und Luft zu tun, steuert alle Körperfunktionen und ist zuständig für alle Aktivitäten, die körperlichen und mentalen Antrieb brauchen.
- Pitta ist den Elementen Feuer und Wasser zugehörig und leitet alle Stoffwechselvorgänge im Körper. Es steht auch für Gefühlszustände wie Tapferkeit, Heiterkeit und Intellekt.
- Kapha ist mit den Elementen Erde und Wasser verbunden. Es hält die verschiedenen Körperstrukturen zusammen und ist zuständig für das Immunsystem. Auf psychischer Ebene sorgt es für Geduld und Seelenstärke. Sind diese drei Energieströme im Ungleichgewicht, dann kann es zu Erkrankungen kommen.

Um das Gleichgewicht wiederherzustellen, bedient sich Ayurveda aus einem jahrtausendealten Erfahrungs- und Wissensschatz um Heilkräuter, Bewegungsübungen, Farbheilung, Düfte und Ernährung.
Zentrales Augenmerk wird auch auf die Entgiftung gelegt. Zum Tagesbeginn wird auf nüchternen Magen heißes Wasser getrunken, das zuvor ca. 20 Minuten in einem Topf ohne Deckel gekocht wurde. Der Sinn dieses Vorgehens ist folgender: Die Molekularstruktur des Wassers verbindet sich normalerweise zu größeren Clustern. Diese Verbindungen sehen wie Schneekristalle aus. Durch das Kochen werden diese Kristalle aufgebrochen und verwirbelt. Die Wassermoleküle verbinden sich dann zu kleineren Kristallen. Diese kleineren Molekülverbindungen können den Raum zwischen unseren Zellen besser erreichen, um so Schlackenstoffe herauszuschwemmen. Das heiße Wasser erreicht den ganzen Körper und kann ihn so besser entgiften.

TIPPS & ANWENDUNGEN

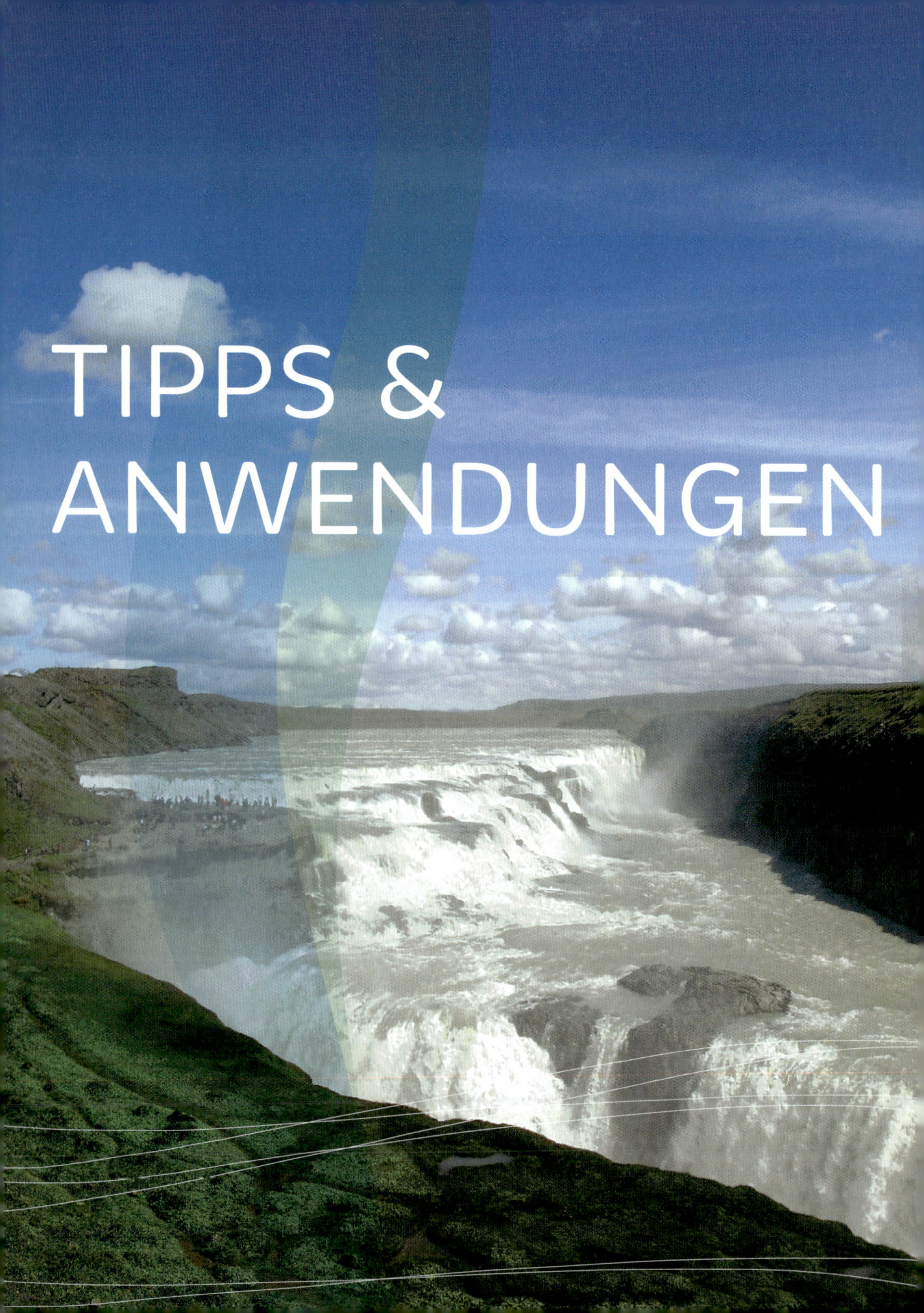

»Die Welt setzt sich aus fünf Elementen zusammen:
Erde, Luft, Feuer, Wasser und Äther.
So auch unser Körper,
es ist etwa so wie eine Welt im Kleinen.
Daher müssen alle diese Elemente im Körper
im richtigen Verhältnis vertreten sein –
reine Erde, reines Wasser, reines Feuer oder
Sonnenlicht, reine Luft und freier Raum.«

MAHATMA GANDHI

Die Wasserapotheke

Es gibt viele gute Gründe, bei leichteren Erkrankungen erst einmal alternative Behandlungsmethoden auszuprobieren, anstatt gleich zu Medikamenten zu greifen. Unsere Vorfahren hatten keine teuren, synthetisch hergestellten Hilfsmittel zur Verfügung. Sie nahmen meistens das kostengünstigste und effektivste Mittel zur Hand, das sie hatten: Wasser. Viele berühmte Ärzte der Geschichte wie Hippokrates (460–377 v. Chr.) oder Aulus Cornelius Celsus (ca. 25 v.–50 n. Chr.) vermachten uns die Erkenntnis, dass Wasser ein kräftigendes und heilendes Mittel sein kann. Siegmund Hahn (1664–1742) und der berühmteste Wasseranwender seiner Zeit, Sebastian Kneipp (1821–1897), verhalfen dem Heilwert des Wassers endgültig zu seiner Bestimmung. Auch der schlesische Bauer Vinzenz Prießnitz (1799–1851) und sein Kollege Johann Schroth (1798–1856) haben viel für die Anerkennung des Wassers in der Heilkunst getan.

Die Haut als unser größtes Sinnesorgan spielt in vielerlei Hinsicht die Hauptrolle bei der Entschlackung und der Entgiftung des Körpers – und da kommen wir nun zu den feuchten Wickeln. Durch die Hitze und Feuchtigkeit des um Wickels staut sich die Wärme an der Haut, die Poren öffnen sich und Krankheitserreger und Schadstoffe werden über die Haut ausgeschieden. Wenn man die Wickel auswringt, trübt sich das Wasser – genau da tummeln sich jetzt die gelösten Schlackenstoffe.

Wadenwickel

Gewickelt wird der Unterschenkel von der Kniekehle bis zum Fußknöchel. Man benötigt mehrere Tücher, am besten Leinen- oder Baumwolltücher. Eines davon wird nass gemacht, ein anderes wird als Innentuch verwendet, mit dem man das nasse Tuch umwickelt, und zum Schluss wird das Ganze noch mit einem Woll- oder Handtuch eingeschlagen. Die Füße müssen auch beim kalten Wadenwickel warm bleiben, deshalb sollte der Erkrankte warme Socken tragen.

TIPP Falls Sie das ätherische Öl der Bergamotte zur Hand haben, geben Sie drei bis vier Tropfen in das Wasser, in welchem Sie dann die Tücher eintauchen. Das entspannt zusätzlich.

- Der nass-kalte Wickel dient zur Fiebersenkung, er sollte gewechselt werden, sobald das innerste Tuch sich erwärmt hat.
- Der feucht-kalte Wickel ist hilfreich bei Schlafstörungen und Lymphstauungen. Das innerste Tuch wird dabei gut ausgewrungen und ein bis zwei Stunden am Unterschenkel belassen.
- Der feucht-warme Wickel wird bei Muskel- und Sehnenverletzungen sowie bei rheumatischen Beschwerden eingesetzt.

Halswickel

Die Wickeltechnik mit den drei verschiedenen Tücherlagen ist die gleiche wie beim Wadenwickel.

- Kalte Wickel erzielen gute Heilerfolge bei Heiserkeit sowie bei allen Arten akuter Halsentzündungen.
- Die Behandlung dauert eine halbe bis eine Stunde und sollte – nach der klassischen Behandlungsmethode – diese Zeit nicht überschreiten.
- Warme Wickel wirken gut bei Nasen- und Stirnhöhlenentzün-

dungen sowie bei Halsentzündungen, die schon eine Weile andauern.

Die Behandlung dauert im Normalfall eine halbe bis eine Stunde.

Brustwickel

Dieser Wickel wird meistens mit warmem Wasser durchgeführt, um bei Atemwegserkrankungen den tiefer sitzenden Schleim zu lösen. Der Brustwickel wird von den Achselhöhlen bis fast zum Nabel angelegt.

- Als feucht-heißer Umschlag dient er hauptsächlich zur Behandlung von Bronchitis, Grippe und Lungenerkrankungen.
- Als feucht-kalter Umschlag wird er zur Kräftigung des Atemapparates angewandt. Sollten sich bereits entzündliche Vorgänge im Körper ausgebreitet haben, sollte dieser Wickel nicht angelegt werden.

TIPP Ich lasse den warmen Wickel auch mal die ganze Nacht über am Hals, wenn ich eine akute Entzündung habe und am nächsten Tag wieder vor die Kamera muss. So erziele ich oft gute Erfolge.

Lenden- oder Prießnitz-Wickel

Dieser Wickel wurde nach dem Begründer der Kaltwasserbehandlung, dem schlesischen Bauern Vinzenz Prießnitz (1799–1851), benannt. Der Lendenwickel kann zusätzlich zur ärztlichen Behandlung gute Dienste leisten, angelegt wird er immer kurz vor dem Einschlafen.

- Der große Lendenwickel wird vom unteren Rippenbogen ab bis zu den Oberschenkeln gewickelt. Um die Taille herum wird er noch einmal gut festgezurrt, damit er ganz eng anliegt.
- Der kleine Lendenwickel wird nur um die Hüften und den Po gelegt.

Auch beim Lendenwickel wird mit unterschiedlichen Wassertemperaturen gearbeitet:

- Der feucht-kalte Lendenwickel ist hilfreich bei Leber- und Gallenbeschwerden sowie bei Beschwerden der Nieren und der Harnblase, die eher chronischen Charakter haben.
- Der körperwarme Lendenwickel behandelt die entzündlichen Vorgänge der oben genannten Organe.
- Der heiße Lendenwickel kann bei akuten Gallen- oder Nierenkoliken als Erste Hilfe eingesetzt werden, bis der Arzt kommt.

Überwärmungsbad

In Japan ist dieses heiße Bad besonders beliebt, und auch bei uns ist es eine anerkannte Methode, den Körper in eine Art künstliches Fieber zu versetzen.

Und so wird`s gemacht:

- Lassen Sie Ihre Badewanne bis zur Hälfte mit 38,5° C warmem Wasser einlaufen.
- Dann legen Sie sich in die Wanne und lassen das Wasser weiterlaufen, um Ihren Kreislauf daran zu gewöhnen, wobei Sie – am besten mit einem Thermometer – darauf achten sollten, dass die Temperatur immer 38,5° C beträgt. Bleiben Sie so lang liegen, wie es ihnen guttut.
- Danach setzen Sie sich in der Wanne auf und bürsten Ihren Körper ab. Das verbessert die Hautzirkulation.
- Nach dem Bürsten legen Sie sich wieder tief in die Wanne, wobei es wichtig ist, dass die Temperatur konstant bei 38,5° C bleibt und auch Ihr Kopf unter Wasser ist – ausgenommen natürlich das Gesicht.

TIPP Dieses Bad mache ich sehr gern, wenn ich Stress habe oder meine Muskeln sehr angespannt sind. Auch bei einer aufkommenden Erkältungskrankheit hat es sich bei mir bewährt.

- Wenn Sie sich dann aufsetzen, sollten Sie sich am Badewannenrand festhalten und ruhig und tief atmen. Danach langsam aufstehen und abtrocknen.

Dieses Bad ist eher am Abend zu empfehlen, da es gefäßerweiternd wirkt und man schnell müde ist. Am besten, man geht gleich danach ins Bett und schwitzt alles heraus, was hinaus will.

Dampfbad

Dampfbäder sind aus der heutigen Wellnesszeit nicht mehr wegzudenken. Anders als in der Sauna beträgt die Luftfeuchtigkeit hier fast 100 Prozent und die Temperatur 40° C bis 70° C. Das Schwitzen im Dampfbad fördert die Durchblutung und regt den Stoffwechsel an. Durch die Erwärmung wird auch der äußerst heilsame Schweißausbruch gefördert.

Die entschlackende Wirkung geschieht nicht nur über die Haut, sondern hauptsächlich über die Nieren, deren Tätigkeit hier verstärkt angesprochen wird. Über die Verdauung können somit vermehrt Abfallstoffe ausgeschieden werden.

Inhalationen

Eine der meiner Meinung nach effektivsten Behandlungsmethoden bei Atemwegsinfektionen ist die Wasserdampf-Inhalation. Unsere Schleimhäute müssen bei der Bakterien- und Virenabwehr Schwerstarbeit leisten. Tausende von feinen Härchen sind rund um die Uhr damit beschäftigt, gegen die unerwünschten Staub- und Schmutzpartikelchen eine Barriere zu bilden, die in unserer Luft umherschwirren. Wenn unsere Schleimhäute nicht genügend befeuchtet werden, zum Beispiel durch zu niedrige Feuchtigkeit in den Räumen, trockene Heizungsluft oder durch mangelnde Flüssigkeitszufuhr, dann lässt es sich nicht vermeiden, dass die eine oder andere Bakterie in tiefere Schichten eindringen kann. Dann hat Ihr Stündlein geschlagen, eine Erkältung ist dabei, Ihnen mit Husten, Schnupfen und Heiserkeit das Leben schwer zu machen. Nun können Sie diesen unerwünschten Besuchern entweder mit Sole-Inhalationen zu Leibe rücken oder auch mit Kräuter-Inhalationen. Beides ist sinnvoll, es hängt nur davon ab, ob Sie die Utensilien dafür parat haben.

SOLE-INHALATION

- Einen großen Topf mit Wasser zum Kochen bringen.
- 200 g Meersalz hineinschütten und kurz aufkochen lassen. Den Kopf über den Topf beugen, mit einem großen Handtuch bedecken und den Soledampf abwechselnd durch Mund und Nase einatmen. Wenn Sie husten müssen, ist das ein gutes Zeichen, denn dann lösen sich die Verschleimungen auf. Versuchen Sie, diese Inhalation zehn bis 15 Minuten durchzuhalten, dann stellt sich die beste Wirkung ein.

TIPP Diese Inhalation mache ich bei Erkältungen vor dem Zubettgehen. Dann kann ich ruhiger einschlafen, da die Nase dann nicht so verstopft ist.

KRÄUTER-DAMPF-INHALATION

- Führen Sie diese Inhalation wie oben beschrieben durch. Nur verwenden Sie anstatt Salz dieses Mal Kräuter und/oder ätherische Öle, zum Beispiel getrocknete Kamilleblüten oder Salbei, Eukalyptusöl, Menthol oder Latschenkiefernöl.

Wassertreten

Wassertreten ist eine äußerst effektive Methode, um das Immunsystem zu stärken, gefäßbedingte Kopfschmerzen zu verscheuchen und Störungen aus dem Brustbereich zu entfernen.

Da es auch schlaffördernd wirkt, ist das Wassertreten besonders am Abend zu empfehlen. Sie brauchen nur Ihre Badewanne sowie eine Gummimatte, damit Sie beim Storchengang nicht ausrutschen. Und so wird's gemacht:

- Steigen Sie mit warmen Füßen in das kalte Wasser, das wadentief eingelassen sein sollte.

- Die Füße sollten Sie dann bei jedem Schritt ganz aus dem Wasser herausheben – dadurch kommt der Storchengang zustande. Wichtig ist, dass Sie den jeweiligen Fuß wirklich so weit aus dem Wasser heben, dass er Luft bekommt.
- Wiederholen Sie den Vorgang zwei bis vier Minuten lang. Danach ziehen Sie warme Socken an und gehen so lang herum, bis die Füße schön warm sind.

MEINE WELLNESSOASE

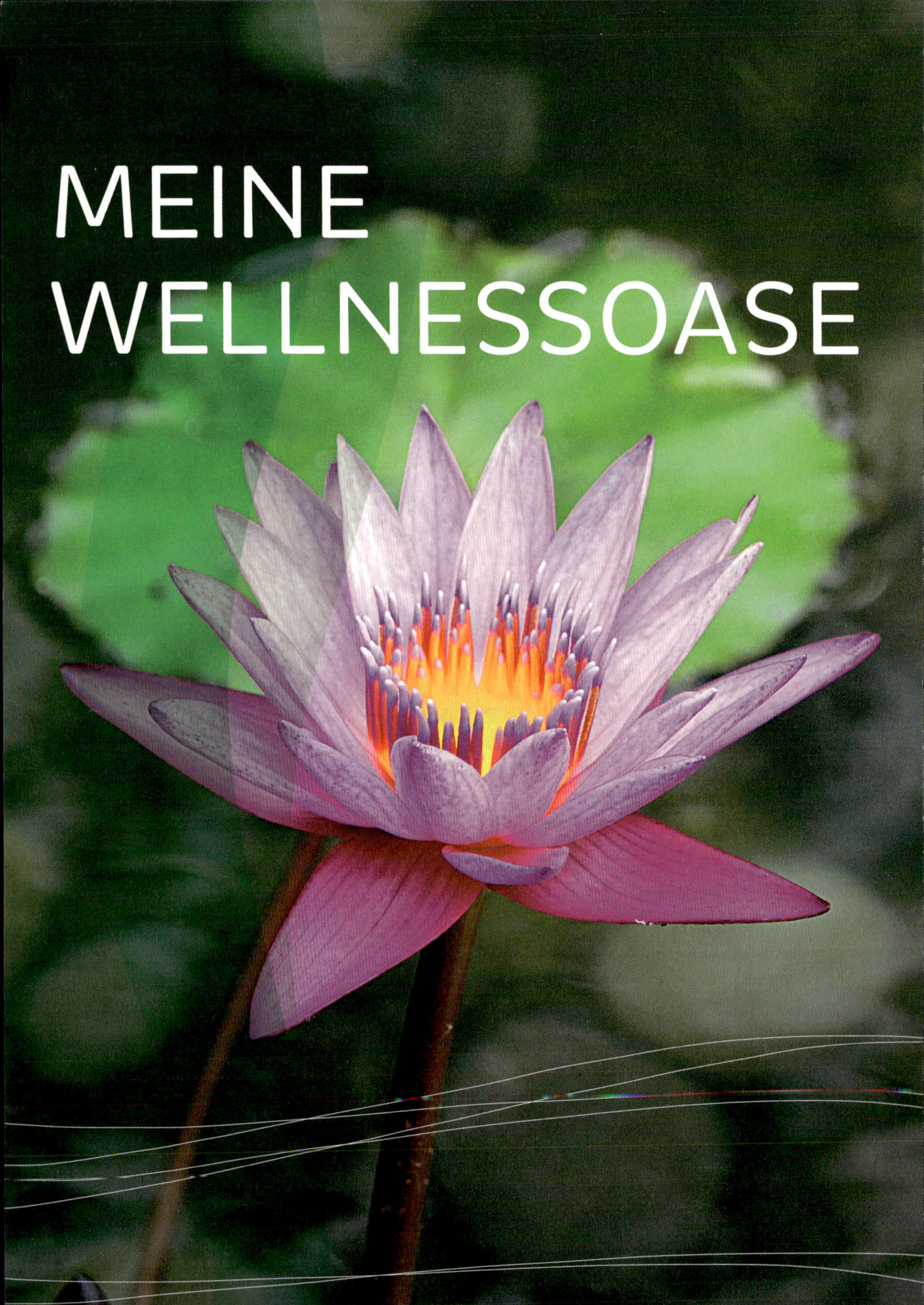

»Es gibt viele wunderbare Möglichkeiten, Ihr Badezimmer in eine kleine Wellnessoase umzuwandeln.«

MICHAELA MERTEN

Schönheitsbäder mit Rezepturen

Es gibt – fast – nichts Schöneres, als nach einem langen Tag in eine mit duftenden Ingredienzien gefüllte Badewanne zu gleiten und die Gedanken schweifen zu lassen.

Kleopatras Schönheitsbad

Kleopatra muss ziemlich genau gewusst haben, wie man die Herren der Schöpfung betört, denn nicht umsonst sind ihr zwei mächtige Herrscher ihrer Zeit verfallen. Eines ihrer Schönheitsgeheimnisse hat sich bis in unsere Zeit als Legende erhalten: das Bad in Eselsmilch; es soll die Haut besonders zart und geschmeidig machen. Dies muss sich auch bis zu Kaiser Neros Frau Poppea herumgesprochen haben, denn wenn sie verreiste, musste stets eine Herde von 500 Eselinnen mitgeführt werden, damit ihr Baderitual nicht in Gefahr war. Da ich annehme, dass Sie keinen Zugriff auf eine Eselherde haben, versuchen Sie doch einfach die Variante mit der Kuhmilch.

TIPP Das Kleopatra-Bad funktioniert auch mit Molke sehr gut. Wenn Sie es etwas edler mögen, dann können Sie statt Olivenöl auch Mandelöl benutzen.

Und so wird's gemacht:

- Zwei bis drei Liter Kuhmilch (am besten Biomilch) in die mit Wasser gefüllte Badewanne geben. Nehmen Sie ruhig die Milch mit dem höheren Fettgehalt, denn die Haut wird dadurch schön geschmeidig. Dazu geben Sie zwei Esslöffel Olivenöl.

- Auch Buttermilch können Sie bei Ihrem ganz persönlichen Kleopatra-Bad ausprobieren. Allerdings sollten Sie die Buttermilch zuerst in die Wanne geben und dann erst das Wasser einlaufen lassen, denn sie sollte nicht ausflocken.
- Nach dem Bad bitte nicht abduschen oder abwaschen, sondern den Körper nur trocken tupfen.

»Das Leben ist schön«-Bad

Optimisten haben eine höhere Lebenserwartung, und Pessimismus beschert uns herabhängende Mundwinkel. Glückliche Menschen haben eine besonders anziehende Wirkung auf andere. Die Einstellung, etwas schön zu empfinden, beginnt im Kopf. Ihre Lebenseinstellung bestimmt Ihre Ausstrahlung – wenn Sie das Leben als ein Geschenk betrachten, dann passieren tagtäglich lauter kleine Wunder! Das passende Glücksbad mischen Sie sich so zusammen:

Alle Rezepturen meiner Schönheitsbäder machen Ihre Haut wieder blütenzart.

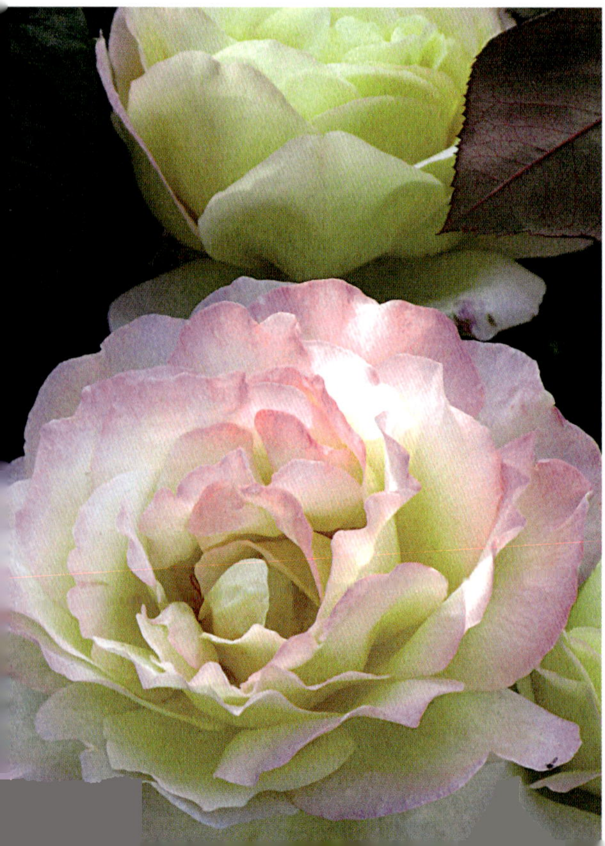

- 4 Tropfen Bergamotteöl
- 4 Tropfen Lemongrassöl
- 2 Tropfen Mandarinenöl (oder Zitronenöl)

Alle Zutaten in 20 ml Sahne verrühren und dann ins Badewasser gießen.

Entspannungsbad

Wenn Sie sich wieder einmal zu viel zugemutet oder nicht auf Ihre innere Stimme gehört haben, und nun der Stress vollkommen bei Ihnen eingezogen ist, dann ab in die Badewanne. Im warmen Wasser können sich die verkrampften Muskeln entspannen. Wenn Sie zusätzlich noch die ätherischen Öle der Melisse und des Lavendels dazugeben, dann steht dem seelischen Gleichgewicht nichts mehr im Weg. Und so wird's gemacht:

- 5 Tropfen Melissenöl
- 5 Tropfen Lavendelöl

Beides in 20 ml Sahne verrühren und ins Badewasser gießen.

Heiteres Erfrischungsbad

Dieses Gute-Laune-Bad wird Sie ganz schnell wieder in Ihre Mitte bringen. Pfefferminze scheucht die trüben Gedanken weg, und Mandarine lässt Ihr inneres Kind vor Freude hüpfen. Und so wird's gemacht:

- 5 Tropfen Pfefferminzöl
- 5 Tropfen Mandarinenöl

Beides in 20 ml Sahne verrühren und ins Badewasser gießen.

Entgiftungsbad

Aufgrund von täglich auf uns einprasselnden Umweltgiften, die wir über die Ernährung und die Luft in uns aufnehmen, sollten Sie dieses Bad regelmäßig in Ihren Bade-Terminkalender aufnehmen. Die Helfer bei der Entgiftung sind: Fenchel, Wacholder, Zitrone. Diese Öle wirken entschlackend, gefäßstärkend und blutreinigend. Besonders bei Hautproblemen wie fetter und unreiner Haut haben sich diese Öle bewährt. Diese Düfte helfen uns auch bei der »geistigen Entgiftung«, indem sie uns unterstützen, negative Emotionen loszulassen. Und so wird's gemacht:

- 4 Tropfen Wacholderöl
- 4 Tropfen Fenchelöl
- 2 Tropfen Zitronenöl

Alles in 20 ml Sahne verrühren und ins Badewasser gießen.

TIPP Verwenden Sie für die Badewanne nur reine, ätherische Öle, denn synthetisch hergestellte Öle können einen eher seifigen Geruch entwickeln, und die Nase wird dadurch empfindlich gestört.

»Beruhige dich«-Bad

Nervliche Anspannung und Überreizung malen uns sofort unschöne Falten ins Gesicht. Die Stirn ist von Gewitterwolken umspannt, und bald durchziehen Furchen die sonst glatte Haut. So machen wir natürlich keinen entspannten und freundlichen Eindruck. Basilikum, Vetiver und Zypresse wirken da nervenstärkend und krampflösend. Besonders Vetiver hat eine sehr erdende Wirkung und verbindet Sie wieder mit Ihrer eigenen Kraft. Basilikum hilft bei geistiger Erschöpfung und macht Ihnen wieder Mut, an Ihre Kraft zu glauben. Zypresse wirkt dahingehend unterstützend auf die Konzentrationsfähigkeit, dass man begreift, Wesentliches von Unwesentlichem zu unterscheiden. Und so wird's gemacht:

- 4 Tropfen Basilikumöl
- 4 Tropfen Vetiveröl
- 2 Tropfen Zypressenöl

Alles in 20 ml Sahne verrühren und ins Badewasser gießen.

Anti-Cellulite-Bad

Cellulite – diese mehr oder weniger hügeligen »Landschaften« an den Oberschenkeln hat jede Frau. Betrachten Sie jetzt nicht die ganzen Frauenmagazine und vergleichen sich mit den dort abgebildeten Models, denn auf den Fotos sind junge Mädchen abgebildet, deren Stoffwechsel und Hormonlage noch nicht denen einer reiferen Frau entspricht. Außerdem sind die meisten Fotos retuschiert. Wir können diese Hügel nicht komplett verschwinden lassen, aber wir können Sie zumindest lindern und optisch bearbeiten. Dazu gehört natürlich erst einmal, die Ernährung unter die Lupe zu

TIPP Orangenöl wirkt stoffwechselanregend, blutreinigend und steigert den Gallefluss. Zitronenöl wirkt gefäßstärkend und entschlackend. Das Besondere an diesem Bad ist, dass Sie bald ein leichtes Zwicken und Zwacken an den Oberschenkeln spüren. Das ist ein Zeichen, dass die Öle genau da verstärkt arbeiten, wo es nötig ist. Dieses Bad sollten Sie nicht länger als 15 bis 20 Minuten machen und nur so lang, wie Sie es als angenehm empfinden.

nehmen. Viel zu trinken, bringt auch in diesem Fall sehr viel. Erst dann kommen die Cremes und Bäder dran. Ein besonders effektives Anti-Cellulite-Bad ist dieses:

- 5 Tropfen Orangenöl
- 5 Tropfen Zitronenöl

Beides in 20 ml Sahne verrühren und ins Badewasser gießen.

Erkältungsbad

Dies ist ein Bad, das wohl jeder Mensch in seinem Leben schon mehrere Male gemacht hat. Triefende Nase, schwerer Kopf, kratzender Hals – wir kennen es alle. Ein Erkältungsbad ist in diesem Stadium besonders sinnvoll, denn der Körper wird durch das Bad angeregt, alle Bakterien hinauszuwerfen. Thymian ist da ein wunderbarer Begleiter, die Liste seiner vielfältigen Anwendungsmöglichkeiten liest sich wie das Who´s who der Infektionskrankheiten. Thymian wirkt schleimlösend, desinfizierend und schweißtreibend, Latschenkiefer wirkt zusätzlich entspannend auf die Nerven, beide zusammen sind also bei Erkältungen die besten Begleiter in der Badewanne:

- 4 Tropfen Thymianöl
- 3 Tropfen Latschenkiefernöl

Beides in 20 ml Sahne verrühren und ins Badewasser gießen.

»Kopf-frei«-Bad

Druckkopfschmerzen, Migräne, stressbedingte Kopfschmerzen ... Was da so alles Tag für Tag auf uns einstürmt an Eindrücken, muss erst einmal verarbeitet werden. Dieses Bad eignet sich vorzüglich dazu, Ihren Kopf wieder frei zu machen. Melissenöl ist sehr wirksam bei nervlicher Überreizung, Alltagsstress und Wetterfühligkeit. Rosmarin wurde bei den alten Griechen als Mittel zur Kräftigung des Erinnerungsvermögens sehr geschätzt, so manch einer hatte damals ein kleines Sträußlein Rosmarin im Kopfkissen. Pfefferminzöl können Sie sich auch ganz vorsichtig (Vorsicht an den Augen!) an die Schläfen reiben. Es erfrischt sofort und lindert den Kopfschmerz.

- 5 Tropfen Melissenöl
- 3 Tropfen Pfefferminzöl
- 2 Tropfen Rosmarinöl

Alles in 20 ml Sahne verrühren und ins Badewasser gießen.

Kräuterbad

Schon unsere Vorfahren liebten es, verschiedene Kräuter in ihr Badewasser zu geben. Heute haben viele Wellnesshotels die beruhigende und entspannende Wirkung der Kräuter entdeckt und bieten ihren Gästen diese Bäder an. Die Atemwege werden durch den mit Wasserdampf gepaarten Kräuterduft gereinigt und befreit. Für ein Kräuterbad eignen sich verschiedene getrocknete Blüten. Man kann die Blüten direkt ins Badewasser geben oder vorher einen Sud aufkochen; der Sud hat den Vorteil, dass die Blüten und Kräuter im Wasser nicht piksen und der Abfluss der Badewanne nach dem Bad nicht verstopft.

Für ein Kräuterbad können Sie Kamille, Heublumen, Lavendel, Ringelblumen, Salbei, Pfefferminze und auch Hopfen verwenden. Der Hopfen hat einen schlaffördernden Effekt.

Für ein Vollbad rechnet man 200 bis 250 g Kräuter.

TIPP Wenn ich ein Bad plane, dann zünde ich im Badezimmer Kerzenlicht an und lege entspannende Musik auf, schalte alle Telefone auf leise und mache auch beim Türklingeln nicht auf. Es gibt nichts Unangenehmeres, als wie eine nasse Katze zur Tür oder zum Telefon zu hüpfen, um dann festzustellen, dass man sowieso zu spät gekommen ist …

»Lasst Milch und Honig fließen!«

Ein Milch- und Honig-Bad schmeichelt nicht nur der Haut, sondern auch Ihrer Seele! Honig hilft bei irritierter Haut und kann auch bei schlecht heilenden Wunden hilfreich sein, denn die Haut wird beruhigt und harmonisiert. Milch unterstützt die Haut auch beim Aufbau des natürlichen Säuremantels.

- 2 bis 2,5 Liter Vollmilch
- 10 Esslöffel Honig

Den Honig zusammen mit der Milch erwärmen, damit sich der Honig vollständig auflöst, und dann ins Badewasser fließen lassen.

Sinnliches orientalisches Bad

Die Orientalen wussten immer schon um die betörende Wirkung von Düften. Jasmin, Tuberose, Sandelholz, Ylang Ylang und Rosenblätter dürfen dort auch heute bei einem Badeerlebnis nicht fehlen. Am besten, Sie variieren die verschiedenen Düfte, denn jeder hat eine ganz eigene Intensität. Was Sie dabei aber immer in die Welt des Luxus entführen wird, sind Rosenblüten im Wasser.

TIPP Tonkabohnenöl wirkt stark aphrodisierend, hat aber eine fast sirupartige Konsistenz, weshalb das Öl am Badewannenrand zurückbleibt. Es lohnt sich aber, es auszuprobieren.

- 5 Tropfen Jasmin- oder Sandelholz- oder Ylang Ylangöl
- 5 Tropfen Tuberoseöl

1 Handvoll frische oder getrocknete Rosenblüten.
Beides in 20 ml Sahne verrühren und ins Badewasser gießen.
Die Rosenblüten dazugeben.

Powerbad

Damit wird jede Lethargie weggespült! Rosmarin, Pfeffer und Muskatnuss unterstützen Sie bei der Stärkung Ihrer Willenskraft. Diese Öle mobilisieren Ihre Entschlussfreudigkeit und geben Ihnen Kraft, Ihre Ziele besser zu fokussieren. Düstere Sinnfragen haben keine Chance mehr, hier werden wieder die Ärmel hochgekrempelt und es wird zugepackt!

- 5 Tropfen Rosmarinöl
- 3 Tropfen Pfefferöl
- 2 Tropfen Muskatnussöl

Alles in 20 ml Sahne verrühren und ins Badewasser gießen.

Prickelnde Farb-Freude

Besonders viel Spaß macht es, wenn das Badewasser sprudelt. Dafür können Sie in der Apotheke Soda, Natron und Natriumperborat kaufen und sich Ihren eigenen kleinen Whirlpool basteln. Natriumperborat verbindet sich mit dem Badewasser und bildet Sauerstoff, der dann angenehm auf der Haut prickelt. Wenn Sie noch experimentierfreudiger sind, dann können Sie auch ein wenig Lebensmittelfarbe ins Badewasser mischen und haben so zusätzlich ein lustiges Farbbad!

- 30 g Soda
- 20 g Natron
- 10 g Natriumperborat
- ... und dazu eine Lebensmittel- oder Badewasserfarbe Ihrer Wahl

Rosenblätter-Bad

Welche Frau möchte nicht auf Rosen gebettet werden oder in Blüten schwimmen! Diesen Traum können Sie sich ganz leicht auch zu Hause erfüllen. Einfach ein oder zwei frische Rosen kaufen und die Rosenblätter ins Badewasser streuen. Um den Effekt noch zu unterstreichen, können Sie das ätherische Öl der Rose ins Badewasser geben. Dieses Bad harmonisiert und streichelt Ihre Seele. Das emotionale Gleichgewicht wird wiederhergestellt, das Selbstbewusstsein wird gestärkt. Die Freude über die Farbtupfer im Badewasser vertreibt schnell trübe Gedanken! Und so wird's gemacht:

- 5 Tropfen Rosenöl in 20 ml Sahne auflösen und ins Wasser geben.
- 1 Handvoll Rosenblätter dazugeben.

TIPP Da pures Rosenöl nicht gerade günstig ist, nehme ich meistens Rosenholzöl. Es hat den gleichen Effekt und ist erschwinglicher.

»Schlaf-gut«Bad

Tiefer, ungestörter Schlaf ist ein wichtiges Argument, wenn es um Schönheit geht. Unser Körper kann seine wichtigen Selbstheilungskräfte am besten im Schlaf entfalten. Viele Menschen leiden aber an Einschlafschwierigkeiten und Schlaflosigkeit. Am nächsten Morgen kann der Blick in den Spiegel durch Ringe unter den Augen getrübt werden. Schöne, beruhigende Entspannungsbäder helfen Ihnen dabei, den Alltagsstress loszulassen und den Abend ganz entspannt ausklingen zu lassen. Und so geht's:

- 4 Tropfen Baldrianöl
- 4 Tropfen Melisseöl
- 2 Tropfen Neroliöl

Alles in 20 ml Sahne verrühren und ins Badewasser gießen.

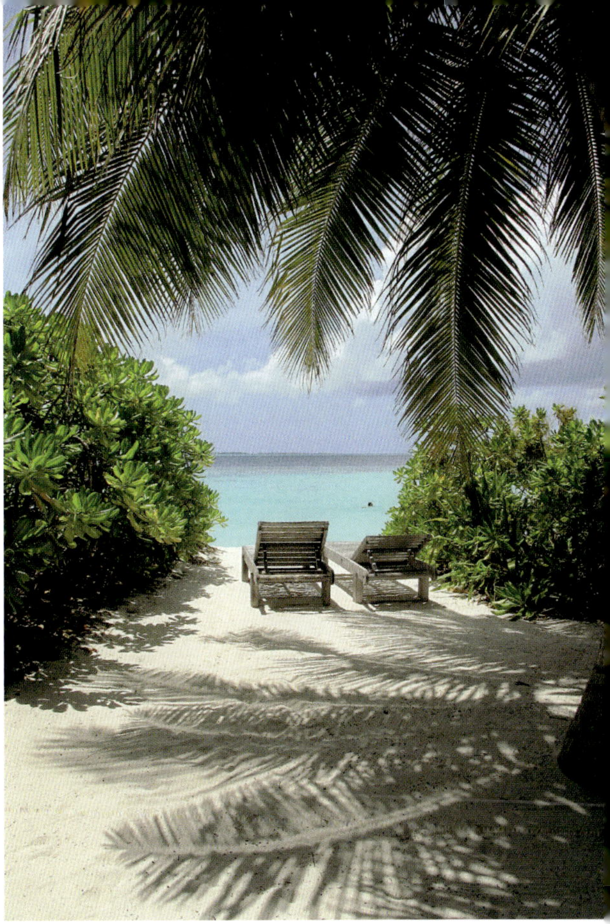

Entspannende oder belebende Bäder im eigenen Wellnesstempel sind (fast) so schön wie ein Bad im türkisblauen Meer.

Solebad

Der Entgiftungsklassiker schlechthin. Die Zusammensetzung von Meerwasser gleicht erstaunlicherweise sehr der Zusammensetzung unseres Gewebewassers, deswegen ist es sinnvoll, nur das beste Meersalz für Ihr Bad zu verwenden. Die Wassertemperatur sollte Ihre Körperwärme haben, also 36° C (ein heißeres Badewasser bringt nicht den gewünschten Effekt, da der Körper zu sehr überhitzt wird). Die Poren werden sich öffnen und über die Haut Schlackenstoffe ausscheiden. Wundern Sie sich nicht, wenn nach Beendigung des Bades ein regelrechter »Schmutzrand« an der Wanne zu sehen ist: Das sind Sie alles losgeworden! Und so geht's:

- 1 kg Meersalz in die volle Badewanne schütten. Mit der Hand herumrühren, damit sich das Salz schneller auflöst.

Da dieses Bad für Ihren Körper recht anstrengend ist, sollten Sie es nur einmal pro Woche für 15 bis 20 Minuten nehmen.

Schussel-Bad

Bei den vielen Informationen, die wir tagtäglich verarbeiten müssen, können uns schon mal Konzentrationsfehler unterlaufen. Wenn Sie sich mit fliegenden Haaren wiederfinden und fieberhaft die Haarbürste suchen, die Sie aus Versehen in den Kühlschrank gelegt haben, dann ist es Zeit für ein ausgiebiges Bad. Ein Nervenbündel hat übrigens auch keine besonders charismatische Ausstrahlung. Besonders Mütter, die ja einen Topmanager-Job bewältigen müssen, können von diesem Bad nur profitieren.

TIPP Wenn Sie unter sehr starker Konzentrationsschwäche leiden, dann lassen Sie vom Arzt Ihren Eisengehalt im Blut überprüfen, denn fast jede zweite Frau leidet an Eisenmangel.

- 4 Tropfen Cajeput- oder Rosmarinöl
- 4 Tropfen Eukalyptusöl
- 2 Tropfen Teebaumöl

Alles in 20 ml Sahne verrühren und ins Badewasser gießen.

Stimmungsaufhellendes Bad

Bei geistiger Erschöpfung oder wenn einem alles zu viel wird, eignet sich ein Bad ganz besonders. Allein schon der Sinneseindruck, wenn das Wasser den Körper umspielt, lässt die innere Sonne ein wenig hervorblinzeln. Damit sie vollends wieder scheint, gebe ich noch ein paar ätherische Öle ins Badewasser. So zum Beispiel Lemongrass und Bergamotte. Beide Öle wirken anti-depressiv und stimmungsaufhellend. Die Seele fängt an zu tanzen, und die innere Sonne strahlt wieder voller Freude.

- 5 Tropfen Lemongrassöl
- 5 Tropfen Bergamotteöl

Beides in 20 ml Sahne verrühren und ins Badewasser gießen.

Straffungsbad

Straffe und reine Haut war schon immer ein Synonym für Jugendlichkeit. Dieses Bad unterstützt unser größtes Sinnesorgan bei seiner

Entschlackung. Je weniger Gifte im Gewebe eingelagert sind, desto besser kann unsere Haut ihre schönste Seite zeigen. Die folgenden Öle können das Gleichgewicht der Haut wieder herstellen.

- 2 Tropfen Wacholderöl
- 2 Tropfen Zypressenöl
- 2 Tropfen Rosenöl
- 2 Tropfen Geraniumöl
- 2 Tropfen Vetiveröl

Alles in 20 ml Sahne verrühren und ins Badewasser gießen.

Wärmendes Bad

Besonders im Winter kommt natürlich verstärkt das Bedürfnis auf, sich mit Wärme zu umgeben. Das wärmende Gefühl können Sie nicht nur durch heißeres Badewasser erreichen, sondern auch durch besonders wonnige Öle wie Vanille, Zimt und Ysop. Diese Öle laden uns ein, die innere und äußere Kälte loszulassen und wieder die Wärme des eigenen Herzens zu fühlen.

- 5 Tropfen Vanilleöl
- 3 Tropfen Zimtöl
- 2 Tropfen Ysop- oder Irisöl

Alles in 20 ml Sahne verrühren und ins Badewasser gießen.

Weizenkleiebad

Weizenkleie kannten schon unsere Großmütter als das Mittel gegen Hautunreinheiten. Das Bad ist sehr einfach zuzubereiten. Sie geben eine Handvoll Weizenkleie in ein sauberes Leinensäckchen, hängen dieses unter den Wasserstrahl der Badewanne. Baden Sie dann ca. 15 Minuten. Das Wichtige dabei ist, dass Sie sich nach dem Bad nicht abduschen und auch nicht abtrocknen, damit die Wirkstoffe der Weizenkleie von Ihrer Haut aufgenommen werden können.

TIPP Wenn Ihre Haut gereizt ist, können Sie auch diese Variante ausprobieren: 200 g Weizenkleie und 2,5 l Vollmilch zusammen aufkochen und ins Badewasser abseihen.

Algenbad

Algen sind voll von wichtigen Spurenelementen, die über das warme Badewasser sehr gut von der Haut aufgenommen werden können. Unser Organismus freut sich über die vielen Mineralstoffe, und auch die Haut atmet regelrecht auf. Getrocknete Meeresalgen – Sie bekommen sie in jedem Bioladen – ins Badewasser geben, fertig ist Ihr Algenbad. Wenn Sie möchten, können Sie sich zum Abschluss mit den aufgequollenen Algen ein sanftes Peeling bereiten, indem Sie sich damit abreiben.

Und so wird's gemacht:

- 1 Handvoll getrocknete Algen (Wakame oder Arame)

Die Algen in die Badewanne geben und ein paar Minuten warten, bis sich die Algen mit Wasser vollgesogen haben.

Zitronenbad

Wer Zitrusfrüchte mag, hat es gut! Denn unsere Haut liebt Fruchtsäuren. Marktführende Kosmetikhersteller haben diese hilfreichen Säuren längst für sich entdeckt und verkaufen sie uns in teuren Cremes. Zitrone macht die Haut zart, wirkt antibakteriell und blutreinigend. Und so wird's gemacht:

- 2 bis 3 frische Zitronen

Die Früchte in Scheiben schneiden und eine Stunde lang in eine Schüssel mit Wasser legen. Dieses Zitronenwasser dann ins Badewasser geben. Die Zitronenscheiben sehen auch nett auf dem Badewasser aus.

Aphrodisierendes Bad für die Frau

Wenn Sie Lust verspüren zu verführen oder verführt zu werden, dann können Ihnen diese beiden Rezepturen große Dienste erweisen. Die Öle sind stark aphrodisierend und entfalten einen sinnlich betörenden Duft. Sie geben Ihnen das Gefühl, sich fallen lassen zu können, und wecken in Ihnen die sinnliche Freude am Erleben Ihres Körperbewusstseins. Das macht Lust auf mehr ...

- 5 Tropfen Ylang-Ylangöl
- 3 Tropfen Jasmin- oder Neroliöl
- 2 Tropfen Vanilleöl

Alles in 20 ml Sahne verrühren und ins Badewasser gießen.

Aphrodisierendes Bad für den Mann

Überraschen Sie ihn doch mal mit dieser duftenden Badewanne, in der er sich ganz den Sinnesfreuden hingeben kann! Sie werden sehen, bei dieser Mischung bleibt keiner »kalt«.

- 5 Tropfen Sandelholzöl
- 4 Tropfen Kardamomöl
- 1 Tropfen Muskatellersalbeiöl

Alles in 20 ml Sahne verrühren und ins Badewasser gießen.

TIPP Rosenblätter und Kerzenlicht zaubern immer eine romantische Stimmung, und vielleicht wollen Sie ja zusammen mit ihrem Liebsten in die Badewanne steigen … Selbstverständlich eignen sich diese Rezepte auch hervorragend als Massageöle. Sie vermischen zu diesem Zweck die jeweiligen Öle mit 50 ml Mandel- oder Jojobaöl.

Belebende Dusche!

Ob Sie es glauben oder nicht: Kalte Duschen machen schlank! Wenn Sie keine Badewanne zu Hause haben, aber nicht auf die segensreichen Vorteile des Wassers verzichten möchten, dann stellen Sie sich unter den kalten Strahl Ihrer Dusche.

Beim Kaltwasserguss, bei der Kaltdusche oder beim Kaltwassergang nach der Sauna wird der Fettstoffwechsel gehörig angekurbelt. Da Ihr Körper vorher warm war oder durch einen Saunagang erhitzt wurde, führt der extreme Temperaturabfall dazu, dass der Körper gegen die plötzliche Kälte erhöht Hitze produzieren muss. Der Fettstoffwechsel wird angetrieben, und die Zellen müssen mehr Glukose und

TIPP Wenn Sie den Duschkopf abschrauben, können Sie zusätzlich verschiedene Güsse (wie beschrieben) machen.

DUFTBAR IN DER WELLNESSOASE

Wenn Sie Lust bekommen haben, sich regelmäßig zu verwöhnen, dann sollten Sie sich ein kleines Repertoire von Düften anschaffen, die Sie untereinander gut mischen können. In einer Duftbar sollten folgende Öle nicht fehlen:

- Bergamotte
- Jasmin
- Rosenholz
- Rosmarin
- Vanille
- Grapefruit
- Zitrone
- Ylang Ylang
- Sandelholz
- Pfefferminze
- Eukalyptus

Damit können Sie schon einmal eine ganze Menge Schönheits- und Gesundheitsbäder herstellen. Wenn Sie raffiniertere Rezepte ausprobieren wollen, wird Ihre kleine Duftbar nach und nach von allein wachsen ...

Für Ihre Wellnessoase brauchen Sie folgende Utensilien:

- Kerzen
- Duftlampe
- Räucherstäbchen (z.B. mit Ylang-Ylang- oder Vanilleduft)
- Seidenhandschuh oder Massagehandschuh
- Rückenbürste
- Luffaschwamm für ein Körperpeeling
- Duftende Seifen
- Sesamöl, Olivenöl
- Meersalz, grob (für Peeling oder Solebad)
- Musik zum Entspannen

dann auch Fett verbrennen, um die Temperatur wieder auszugleichen. Im Grunde genommen müssten Sie nur viel in der Kälte spazieren gehen, dann würden Sie auch ganz natürlich Pfunde verlieren ... Aber wer mag das schon? Ideal, um die Fettschmelze zu beschleunigen, sind Wechselduschen. Der ständig wechselnde Wärme- und Kältereiz wirkt verengend auf die Gefäße, und der Blutkreislauf kommt in Schwung.

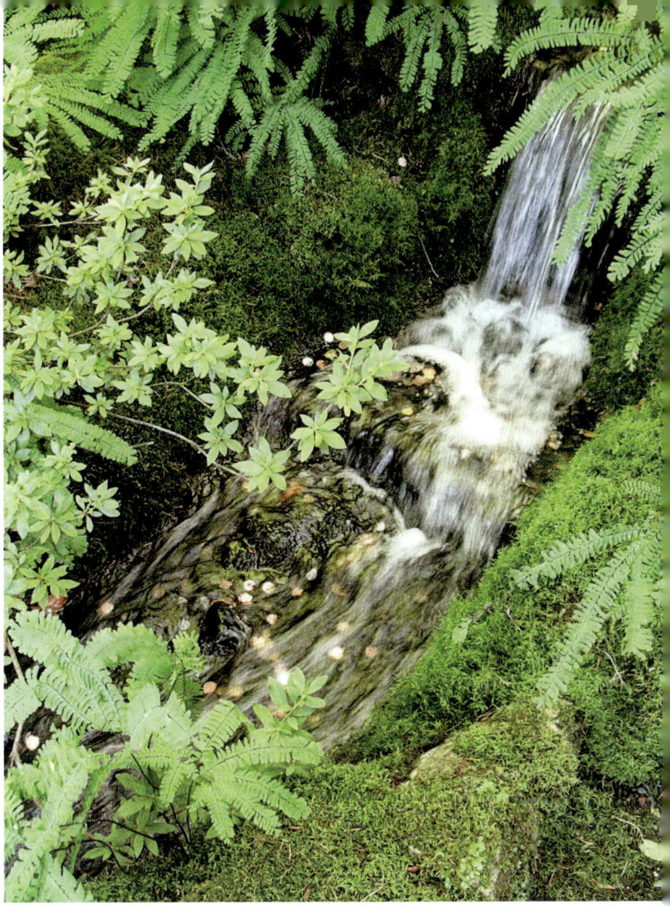

So erfrischend wie das Wasser eines Baches in der freien Natur, können Wassergüsse für unseren Körper sein.

Armguss

Empfehlenswert bei chronisch kalten Händen oder rheumatischen Beschwerden:

- Sie fangen beim kleinen Finger der rechten Hand an und gehen mit dem Strahl über den Handrücken nach oben zum Arm und bis zur Schulter. Da sollten Sie zehn Sekunden bleiben und das Wasser über den ganzen Arm fließen lassen.
- Dann führen Sie den Wasserstrahl wieder zurück bis zum Daumen. Dasselbe wird mit dem linken Arm gemacht.
- Abschließend begießen Sie die Handinnenflächen.

Bei Bluthochdruck sollten sie diesen Guss nicht durchführen!

Die schnelle Variante dieses Armgusses ist, wenn Sie Ihre Arme abwechselnd bis zu den Ellenbogen in das mit kaltem Wasser gefüllte Handwaschbecken tauchen.

Knieguss

Empfehlenswert bei Venenleiden oder bei Krampfadern:

- Sie beginnen mit dem Strahl beim rechten kleinen Zeh, dann an der Außenseite des Beines hoch, hinten über die Kniekehle bis zu dreimal hin und her bewegen, dann über dem Knie vorne dreimal hin und her bewegen und über die Innenseite des Beines wieder hinunter.
- Dasselbe machen Sie dann mit dem linken Bein. Wenn es Ihnen guttut, dann können Sie den Vorgang wiederholen.
- Nach Beendigung des Gusses die Beine gut abtrocknen und warme Socken anziehen.
- Falls sich die Haut bläulich verfärben sollte, mit dem Knieguss aufhören!

TIPP Rubbeln macht froh! Auch wenn Sie nach dem Duschen nicht so viel Zeit haben, können Sie aber immer noch schnell eine Bürste zur Hand nehmen oder einen Luffaschwamm, um sich damit mit kreisenden Bewegungen selbst zu massieren. Wenn diese Utensilien nicht zur Hand sind, dann nehmen Sie einfach Ihr Handtuch und rubbeln sich damit kräftig ab. Um den Fettdepots an den Oberschenkeln einen Schreck einzujagen, nehmen Sie das Handtuch an den jeweiligen Enden und umfassen damit den Oberschenkel. Mit kräftigen Auf- und Abbewegungen massieren Sie diese Zonen, bis sie gut durchblutet sind und fast rot leuchten. Regelmäßig angewendet, ersetzt diese Massage teure Cellulitecremes.

Schenkelguss

Stauungen in den Beinen und Probleme mit der Verdauung können Sie mit einem Schenkelguss bearbeiten:

- Fangen Sie beim kleinen Zeh des rechten Fußes an und führen Sie den Wasserstrahl seitlich am Vorderfuß entlang die Wade aufwärts zur Hüfte. An der Hüfte bleiben sie ca. zehn Sekunden, damit das Wasser das Bein herabfließen kann. Dann führen Sie den Wasserstrahl über die hintere Seite des Beines bis zur Ferse wieder herab.
- Dasselbe führen Sie mit dem linken Bein durch. Nun führen Sie die gleiche Bewegung an den beiden Beininnenseiten durch.

- Sie beginnen wieder am kleinen Zeh des rechten Fußes, führen den Strahl über den vorderen Fuß herüber zur Schenkelinnenseite bis zur Leistenbeuge, bleiben hier wieder zehn Sekunden stehen und gehen mit dem Strahl dann wieder hinab bis zum großen Zeh. Genauso machen Sie es mit der linken Beininnenseite.
- Zum Abschluss gießen Sie Wasser über die rechte Fußsohle und dann über die linke.

Bitte achten Sie darauf, dass Sie den Strahl nicht über die Blase lenken.

Nackenguss

Bei Husten oder Bronchiakatarrh können Sie sich einen Nackenguss gönnen. Da dieser sehr intensiv ist, sollten Sie sich bei Ihrem Arzt oder Heilpraktiker rückversichern, ob er Ihnen guttut.

- Bei diesem Guss sollten Sie in der Badewanne stehen und sich vornüberbeugen. Hilfreich wäre ein kleiner Hocker, den man in die Wanne stellt, um sich mit beiden Händen an ihm abzustutzen.
- Um einen Kälteschock für das Herz zu vermeiden, sollten Sie die Herzgegend vorher ein wenig mit kaltem Wasser abkühlen. Der Wasserstrahl wird vom rechten Schulterblatt kreisend über den Halsbereich auf das linke Schulterblatt geführt und umgekehrt.

Gesichtsguss

Um die Durchblutung im Gesicht zu fördern, können Sie einen Gesichtsguss durchführen. Diese Wasserstrahlmassage ist sehr erfrischend und wirkt gegen Ermüdung, geschwollene Augen und auch gegen Kopfschmerzen.

Am besten ist es, wenn Sie Ihren Kopf über den Badewannenrand halten und den Wasserstrahl unterhalb der rechten Schläfe über Ihr Kinn führen und das Gesicht bis zur linken Schläfe umkreisen.

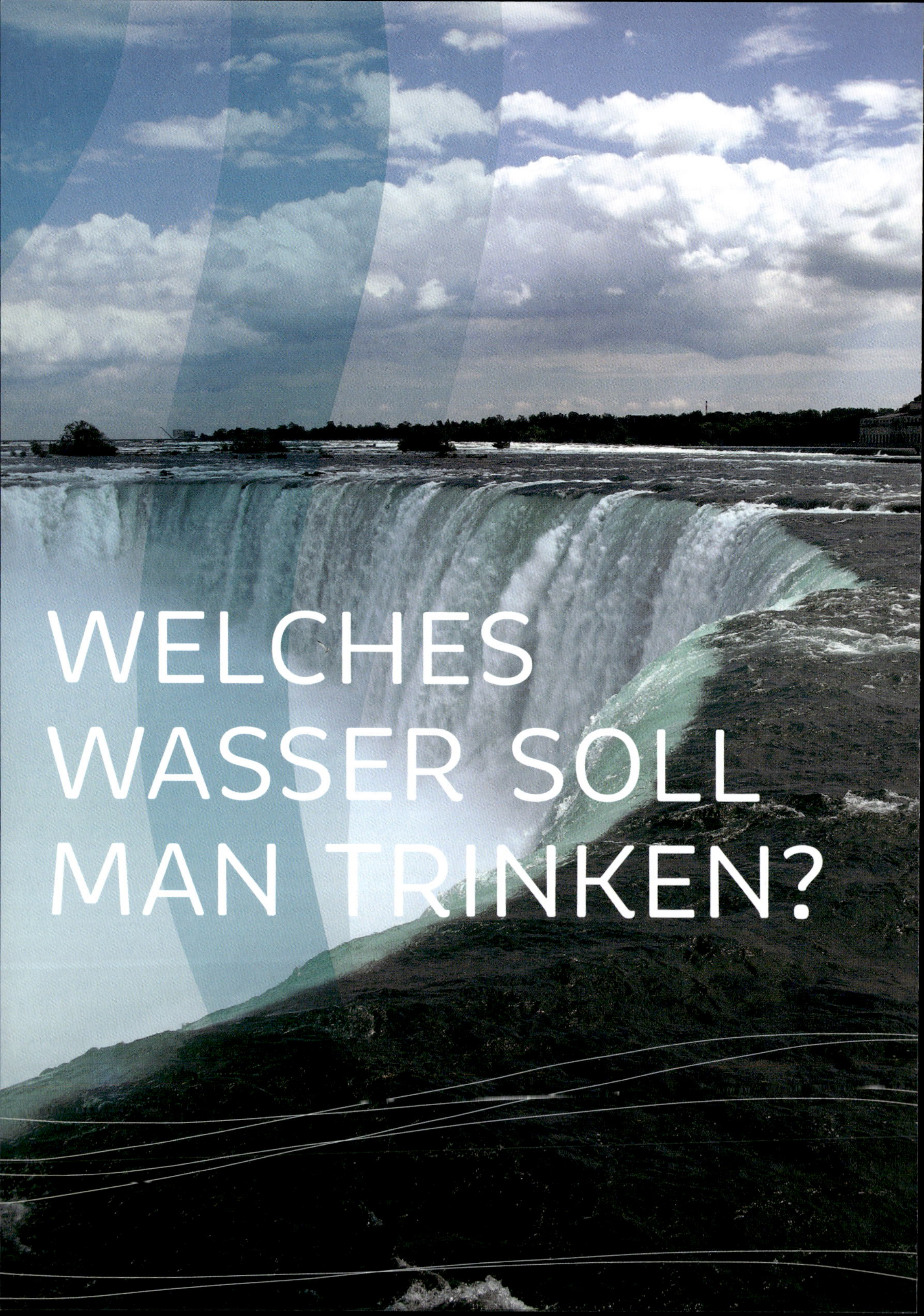

WELCHES WASSER SOLL MAN TRINKEN?

Sauberes Wasser für einen gesunden Körper

Bereits in den späten Fünfzigerjahren des letzten Jahrhunderts hat der französische Hydrologe Louis Claude Vincent eine Abhandlung veröffentlicht, in der er den Zusammenhang zwischen der Qualität des Wassers und der Sterblichkeits- und Erkrankungsrate festgestellt hat. Unsere Umwelt ist durch die Jahrzehnte hindurch mit Pestiziden, Herbiziden und Fungiziden regelrecht zugeschüttet worden und wird es immer noch. Die Konsequenzen sind mittlerweile so deutlich spürbar, dass sie nicht mehr geleugnet werden können. Unsere Landwirtschaft bedeckt den Boden jährlich mit ca. 35 000 Tonnen Düngemittel, Pflanzenvertilgungsmitteln und Gülle. Durch den Wasserkreislauf gelangen all diese Stoffe in unser Grundwasser, zusätzlich wird der Regen durch die Schadstoffbelastung der Luft in saueren Regen umgewandelt. Es ist wichtig, sich bewusst zu machen, dass all diese Substanzen für unseren Organismus in höchstem Maße belastend sind und Erkrankungen hervorrufen können.

TIPP Falls Sie die Qualität Ihres Leitungswassers verbessern wollen, können Sie sich nach Wasseraufbereitungsanlagen und -filtern erkundigen. Es gibt mittlerweile viele sinnvolle Alternativen, um das Trinkwasser zu reinigen.

Wichtig ist, klares, reines und vitales Wasser zu trinken! Unser Körper hat sich in den Jahrmillionen unserer Entwicklung nicht so gravierend verändert, als dass er dieses für ihn so wichtige Mittel zum Leben woanders finden könnte. Limonaden, Cola, gezuckerte Fruchtsäfte oder – noch schlimmer! – mit Süßstoff versetzte Getränke bringen unseren Stoffwechsel gehörig durcheinander. Die Folgen davon sind Übergewicht und verschiedene Erkrankungen, die auch auf Fehlernährung zurückzuführen sind.

Unser Leitungswasser

Sehen wir uns mal das Wasser an, das Tag für Tag durch unseren Haushalt fließt und das wir für den Erhalt unserer täglichen Bedürfnisse benutzen: unser Leitungswasser. Das Wasser also, zu dem wir zu jeder Tages- und Nachtzeit Zugriff haben, das in Trinkwasserqualität aus unserer Leitung fließt und das zu 98 Prozent doch nur zur Reinigung unserer Wohnstätte dient. Es kommt je nach Bedarf kalt oder warm aus der Leitung, und bis vor Kurzem haben wir dieser Tatsache kaum Beachtung geschenkt.

Glücklicherweise werden immer mehr Stimmen laut, die sich mit der Qualität unseres Trinkwassers auseinandersetzen. Der Gesunderhaltungsaspekt wird zunehmend wichtiger, und durch die Gesundheitsreform wird langsam, aber sicher klar, dass wir uns um unsere Gesundheit selbst kümmern müssen. Am besten fängt man da an, womit alles angefangen hat: mit der Reinheit unseres Wassers.

Wasser aus der Leitung ist schon so lang eine Selbstverständlichkeit, dass es schwer geworden ist, ein neues Bewusstsein für die Kostbarkeit unseres Wassers zu entwickeln.

Die gute Nachricht ist, dass unser Leitungswasser unter dem Schutz des Staates steht. Die weniger gute Nachricht ist, dass die meisten Substanzen, die sich in unserem Trinkwasser tummeln, von der deutschen Trinkwasserverordnung (TrinkwV) nicht erfasst werden. »Trinkwasser [...] muss frei von Krankheitserregern, genusstauglich und rein sein«. (2. Abschnitt §4 Satz 1) Die neue Trinkwasserverordnung trat am 1. Januar 2003 in Kraft. Es wird also vom Gesetzgeber darauf geachtet, dass keine Gesundheitsgefährdung durch das Trinken unseres Leitungswassers vorliegt. Bakterien, Pilze, Viren und andere Krankheitserreger werden aufwendig und umfassend von den Wasserwerken herausgefiltert. Viele Stoffe können und werden aber nicht herausgefiltert.

Was nicht in einer Verordnung erfasst ist, muss auch nicht untersucht werden. Säuglingen und Kleinkindern sollte man daher auf keinen Fall das Wasser aus der Leitung zu trinken geben oder damit ihre Nahrung zubereiten.

Die Qualität des Leitungswassers ist regional sehr unterschiedlich. Im Ruhrgebiet zum Beispiel ist das Leitungswasser durchschnittlich 15 bis 17-Mal durch die Kläranlage gelaufen. Manche Regionen bekommen ihr Trinkwasser aus dem Grundwasser, das aus sehr tiefen Schichten gewonnen wird und dadurch einem natürlichen Reinigungsverfahren ausgesetzt war. Andere Regionen erhalten ihr Trinkwasser aus dem Oberflächenwasser der Gegend. Wenn diese aber in der Nähe von stark befahrenen Autobahnen liegt oder neben einem industriell genutzten Gebiet, dann ist dieses Wasser sehr mit Umweltgiften belastet.

TIPP Fragen Sie bei Ihrem Wasserwerk nach, wo Ihr Trinkwasser herkommt, dann können Sie immer noch entscheiden, ob Sie sich ein Filtersystem in Ihren Haushalt einbauen lassen oder nicht. Da Sie nicht einmal zwei Prozent des Wassers trinken, das aus Ihrem Wasserhahn kommt, ist es eine Überlegung wert, ob Sie nicht Ihre Nahrung mit qualitativ hochwertigstem Mineral- oder Quellwasser zubereiten sollten. Denn was einem Säugling schadet, kann Ihnen über die Jahrzehnte hinweg ebenfalls schaden. Sie sollten aufpassen, dass Sie nicht zu einem Sammelbecken für Umweltgifte werden!

Grenzwerte

Viele Wasserwerke unterschreiten erfreulicherweise die festgelegten Grenzwerte. Aber von wem und wie werden die Grenzwerte festgelegt? Sie werden sicher auch schon die Erfahrung gemacht haben, dass da – gerade in Bezug auf Wasser – ganz gravierende Meinungsverschiedenheiten herrschen. So streiten sich auch die Wissenschaftler und die Politiker um die Grenzwerte. Besonders kritisch wird es, wenn

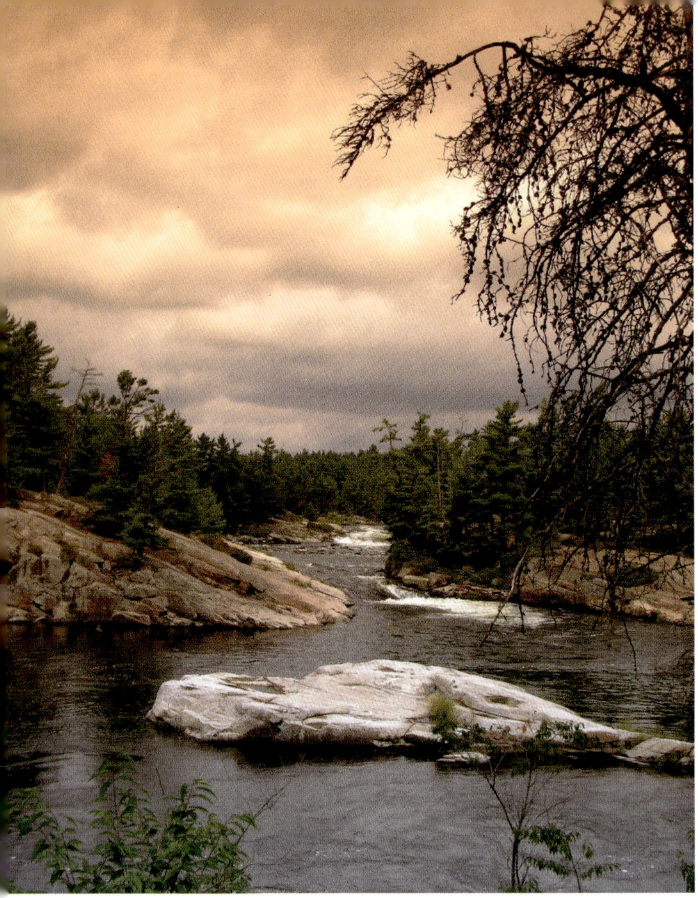

die Europäische Union (EU) die Grenzwerte anheben möchte, um eine einheitliche Norm für ganz Europa zu finden.

Unser Leitungswasser wird, im Gegensatz zu den anderen Ländern, noch am strengsten kontrolliert, aber wie bereits erwähnt, finden die meisten der über 2000 Substanzen, die im Trinkwasser vorhanden sind, keine Nennung in einer Grenzwerttabelle. Und da diese Stoffe nicht benannt werden, wird auch nicht nach ihnen gesucht. Rückstände von Medikamenten, Hormonen und Asbestfasern etc. werden nicht erfasst, also auch nicht nachgeprüft.

Unberührte Gewässer gibt es in unseren Breiten glücklicherweise noch oft. Trotzdem ist die Einleitung von Schadstoffen ins Grundwasser auch hier ein Problem.

Bei Aluminium zum Beispiel ist der Grenzwert bei 0,2 mg/l geblieben. Aluminium steht in dringendem Verdacht, Alzheimer auszulösen. Der Grenzwert der Europäischen Union sieht den Grenzwert bei 0,1 mg/l für Säuglinge vor. Sie sehen, wie unterschiedlich die Einschätzung der Schädlichkeit bestimmter Substanzen ist. Kleinkinder, Säuglinge, Kranke und alte Menschen sind besonders empfindlich für Umweltgifte, aber wer sagt, dass Sie nicht ebenso empfindlich reagieren? Wissen Sie um Ihre individuelle Entgiftungsfähigkeit? Kennen Sie Ihren Körper so genau, dass Sie hundertprozentig Bescheid wissen, dass er die in der Grenzwertetabelle festgelegten Schadstoffe verträgt? Die Grenzwerte zeigen ja nur, dass der Staat Schadstoffe in unserem Trinkwasser akzeptiert, sie dürfen nur nicht körperlichen Schaden anrichten. Woher aber weiß der Staat, was Sie vertragen?

Schadstoffe

Wie der Name schon sagt, sind dies Stoffe, die unserem Körper schaden. Da unser Körper in gesundem Zustand eine unglaubliche Fähigkeit hat, sich selbst zu regenerieren und zu heilen, sollten wir ihm diese Arbeit nicht zusätzlich durch die Aufnahme von Schwermetallen und Medikamenten schwer machen.

Jahrelang bombardieren wir unseren Körper mit Schadstoffen, die in unseren Lebensmitteln vorhanden sind. Zusätzlich nehmen wir Hormone (z. B. die Pille) und Medikamente zu uns. Diese Tatsache wird in der Trinkwasserverordnung nicht berücksichtigt. Wie denn auch?

Diese Mengen können sich zu bedenklichen Werten summieren. Die Belastung der Luft, im Haus und mit den elektronischen Geräten tut dazu noch ihr Übriges. Da liegt es nahe, sich ganz bewusst darum zu kümmern, was Sie tagtäglich Ihrem Körper zumuten. Wie heißt es in der Trinkwasserverordnung so schön: »Trinkwasser muss frei von Krankheitserregern, genusstauglich und rein sein« – entscheiden Sie mit, welches Wasser Sie trinken.

Diese Grenzwerttabelle besagt zwischen den Zeilen, dass diese Schadstoffe bei lebenslangem Genuss gesundheitlich unbedenklich sind. Verlassen Sie sich jedoch lieber nicht auf Tabellen, sondern beteiligen Sie sich aktiv an Ihrer Ernährung.

Jeder Mensch ernährt sich anders und nimmt andere Zusatzstoffe auf. Sie nehmen nicht nur im Wasser, sondern auch in der Nahrung Schadstoffe zu sich.

- **NITRAT** und Nitrit zum Beispiel, kommen in intensiv landwirtschaftlich genutzten Gegenden verstärkt vor. Diese Salpetersäure-Salze (Nitrat) wandeln sich im Körper zu giftigem Nitrit um, und das Nitrit lagert sich an den roten Blutkörperchen an. Die roten Blutkörperchen können dann ihrer Aufgabe, Sauerstoff zu den Zellen zu befördern, nicht mehr genügend nachkommen. Es kann zur Sauerstoffunterversorgung kommen.
- Auch bei dieser Substanz ist Vorsicht angebracht: Chlor und Chlordioxid sollen Keime abtöten, Chlor ist im Wasser aber nicht

stabil, sondern geht auf Wanderschaft und verbindet sich mit anderen Stoffen. Und die Belastung durch Medikamente kann auch von der besten Kläranlage nicht behoben werden, diese gelangen unverändert wieder in den Wasserkreislauf.

Wasserleitungen

Bedenken Sie auch, dass die Schadstoffbelastung auf dem langen Weg in Ihr Zuhause zunimmt. In der neuen Trinkwasserverordnung wird zum ersten Mal die Tatsache miteinbezogen, dass das Wasser auf seinem Weg in die Haushalte zusätzlich Schadstoffe mit aufnehmen kann.

- Wenn Sie in einem Haus oder in einer Wohnung wohnen, wo es noch Bleirohre gibt, dann kann es sein, dass Sie in Ihrem Trinkwasser eine Bleibelastung feststellen können, die über dem Grenzwert liegt. Bleirohre wurden bis in die Siebzigerjahre als Rohrleitungsmaterial verwendet. Körperliche Symptome wie chronische Müdigkeit, Trägheit, Antriebslosigkeit können von einer erhöhten Bleibelastung herrühren. Schätzungen nach sind ca. 25 Prozent der Haushalte davon betroffen. Blei wirkt bereits in Kleinstmengen giftig und greift das Nervensystem an*
- Auch Kupfer wird immer wieder verstärkt im Trinkwasser nachgewiesen. Hausarmaturen, Wasserleitungen und Wasserrohre, die noch aus Blei, Kupfer und anderen Substanzen bestehen, geben kontinuierlich kleinste Mengen an unser Trinkwasser ab**

Ein Problem stellt dabei auch die Standzeit des Wassers in der Leitung dar. Bis Sie den Wasserhahn öffnen, vergehen mehrere Stunden. Die Trinkwasserverordnung gilt nur ab Wasserwerk, nicht aber ab Wasserhahn!

Wasser besitzt zudem noch eine sehr hohe Lösungskraft. Diese Fähigkeit entwickelt sich zu unserem Nachteil, wenn die Rohrleitun-

---

*Quellen: Stiftung Warentest 06/2001, Deutsches Ärzteblatt 01/1997

**Quelle: Universität Kiel/Stiftung Warentest

gen dadurch angegriffen werden. Zwar sind viele Wasserleitungen durch spezielle Schutzschichten vor Korrosion geschützt, aber wer hat schon den Bau seines Hauses oder seiner Wohnung mitbestimmt? Auch Asbestfasern gelangen ins Trinkwasser, da die Asbestbetonrohre, die bis 1990 benutzt worden sind, nun langsam zerfallen. Diese Schwermetalle lagern sich bevorzugt im Gehirn, in den Knochen und im Darm ab.

Die Wasserhärte spielt ebenfalls eine Rolle, denn wenn das Wasser zu viel Kalzium- und Magnesium-Ionen enthält, lagern sich diese als Kalk bekannten Stoffe an den Rohrleitungen und den elektrischen Geräten ab. Um den Kalkgehalt zu vermindern, wird dem Wasser Chlor oder Chlordioxid beigemengt.

Wechselwirkungen

Wie Sie bereits wissen, werden in der Trinkwasserverordnung nur ca. fünf Prozent der Stoffe erfasst, die tatsächlich in unser Trinkwasser gelangen. Mehrere Tausend Tonnen Pestizide, Herbizide und Fungizide gelangen in der Landwirtschaft auf unsere Felder und dadurch in unsere Nahrungskette. Diese Gifte versickern im Boden und gelangen dadurch in unser Grundwasser. Die Folge davon ist, dass wir eigentlich immer tiefer bohren müssten, um sauberes Trinkwasser zu erhalten. Durch den hohen Wasserverbrauch sinkt unser Grundwasserspiegel, und dem Wasser wird auch keine Zeit mehr gelassen, sich auf natürlichem Wege zu reinigen. Diese Stoffe im Trinkwasser können auf ungeahnte und noch unerforschte Weise aufeinander reagieren.

Medikamentenrückstände gelangen über menschliche Ausscheidung ins Wasser. Jährlich werden auch Tausende Tonnen von zeitlich abgelaufenen Arzneimitteln in die Toilette gekippt. Dasselbe passiert mit Hormonpräparaten. Des Weiteren tummeln sich Mikroorganismen auf der »Schadstoff-Party« sowie Chlorabbauprodukte. Auch wissen die Forscher noch gar nicht, ob sich die einzelnen Bestandteile dieses Cocktails nicht unheilvoll miteinander verbinden. Denn die einzelnen Stoffe können verkleben, verklumpen und wieder andere Verbindungen eingehen, die unserem Körper in unbekannter Weise schaden können.

Leitungsdruck

Nun kommen wir zu einem Thema, das in den letzten Jahren erst für Diskussionen gesorgt hat, nämlich die »gesunde« Fließfähigkeit des Wassers. Die Wasserstoffmoleküle (Cluster) verbinden sich, wie wir wissen, zu Ketten, Netzen und Brücken. Der ureigene Charakter des Wassers ist, dass es sich spiralförmig in der Natur bewegt. Wenn jedoch das Wasser »gezwungen« wird, etwa durch erhöhten Druck, durch Rohrleitungen zu fließen, dann verliert es sein natürliches Fließverhalten.

Alternative Wasserforscher und Naturbeobachter haben sich mit »totem« und »lebendigem« Wasser schon über Jahrzehnte hinweg auseinandergesetzt, aber die moderne Wissenschaft nimmt die Bedeutung dessen nicht in dem Maße wahr, wie es ihr gebühren würde.

Wasser bewegt sich in unseren Breitengraden rechtsdrehend, spiralförmig vorwärts, dieses Verhalten nennt man »mäanderförmig". Diese mäanderförmige Bewegung lässt levitante Kräfte entstehen, die das Wasser befähigen, aus der tiefsten Tiefe aufzusteigen und uns als reifes Quellwasser zur Verfügung zu stehen. Durch den Druck von ca. sechs Bar und die lange Reise durch die Rohre verliert das Wasser seine natürliche Struktur. Diese Veränderung des Wassers ist bereits nach dem Durchfließen von ca. 80 Metern durch ein Wasserrohr messbar. Die Cluster werden komprimiert und verklumpen. Unser Leitungswasser ist also laut den Naturforschern »totes Wasser«, das erst wieder in seine ursprüngliche Form zurückgebracht werden muss, um vital für unseren Organismus zur Verfügung zu stehen.

Rechtsdrehendes oder linksdrehendes Wasser ?

In unseren Breitengraden bewegt sich das Fließverhalten von frischem Quellwasser im Uhrzeigersinn: Es dreht sich also nach rechts. Am anderen Ende der Welt, in Australien zum Beispiel, dreht sich die Spirale gegen den Uhrzeigersinn, also nach links.

Sie werden dieses Phänomen sicher schon mal beobachtet haben: Nach einem Bad, wenn Sie das Wasser auslassen, fließt es in einer spiralförmigen Bewegung ab.

»Gegen Ende dieses Jahrtausends wird ein Liter Wasser mehr kosten als ein Liter Wein.«

VIKTOR SCHAUBERGER, 1935

Mineralwasserarten

In Deutschland gibt es zurzeit rund 650 verschiedene Mineralwassermarken und ca. 70 verschiedene Heilwässer. Dazu kommen noch die Importwässer aus Italien, Frankreich und anderen Ländern. Kein Wunder, dass Verwirrung darüber herrscht, welches Wasser man denn nun eigentlich trinken soll.

TIPP Sie können »totem« Leitungswasser sein natürliches Fließverhalten wieder zurückgeben, indem Sie Ihr Wasser durch einen Trichter laufen lassen oder sich einen speziellen Aufsatz für Ihren Wasserhahn zulegen, der die Drehrichtung des Wassers beeinflusst.

Trinkwasser aus der Flasche

Die Mineral- und Tafelwasserverordnung (MTVO) kontrolliert die Qualität der einzelnen deutschen Marken. Diese Verordnung ist zuständig für »das Herstellen, Behandeln und Inverkehrbringen von natürlichem Mineralwasser, von Quellwasser und Tafelwasser sowie von sonstigem in zur Abgabe bestimmten Fertigpackungen abgefüllten Trinkwasser. Sie gilt nicht für Heilwasser«. Bedauerlicherweise unterscheidet sich die Trinkwasserverordnung von der Mineral- und Tafelwasserverordnung.

Laut MTVO dürfen Mineralwassersorten aus dem Ausland mit höheren Bedenklichkeitswerten importiert werden. Es müssen auch nicht alle gelösten Stoffe deklariert werden.

Natürliches Mineralwasser

Dieses Wasser muss besonderen Anforderungen genügen: Sein Ursprung liegt in unterirdischen, vor Verunreinigungen geschützten

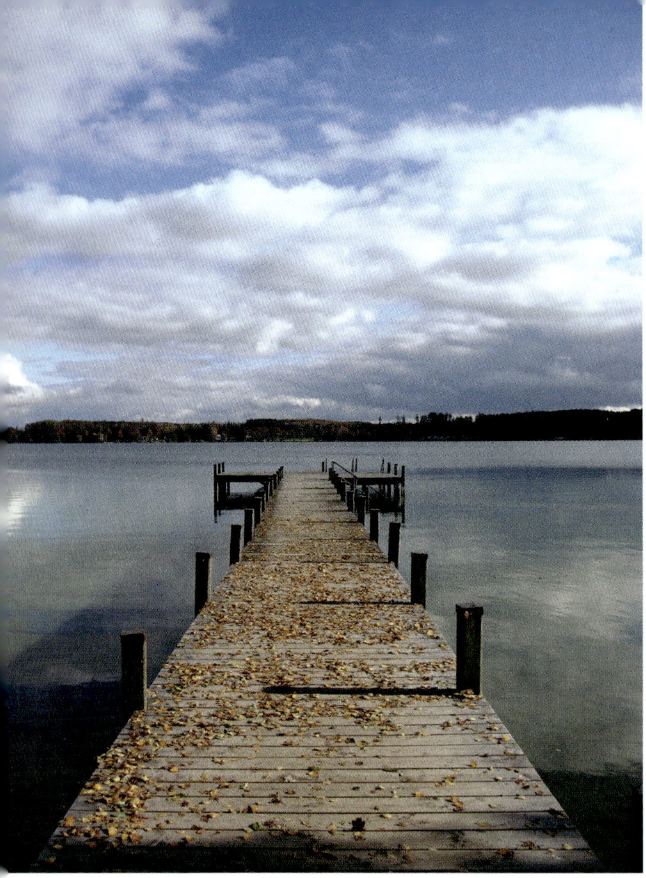

Die Reinheit unserer Gewässer, der Quelle allen Lebens, sollte uns allen eine Herzensangelegenheit sein.

Wasservorkommen. Es ist dadurch angereichert mit Mineralien und Spurenelementen. Es kann aus mehreren Quellen gewonnen werden und ist ein reines Naturprodukt. Es unterliegt Qualitätskontrollen und wird direkt am Quellort abgefüllt.

Meistens kommt es schon mit natürlicher Kohlensäure angereichert aus dem Boden. Es darf aber noch zusätzlich mit Kohlensäure angereichert werden.

Auf dem Etikett steht manchmal »enteisent«. Das bedeutet, dass dem Mineralwasser Eisen entzogen wurde. Eisen kann das Wasser verfärben, ebenso Schwefel, dadurch bekommt das Wasser einen ungewohnten Geschmack. Deshalb wird dem Mineralwasser neben Eisen auch Schwefel entzogen.

Quellwasser

Quellwasser ist ein Wasser, das seinen Ursprung in unterirdischen Wasservorkommen hat und direkt an der Quelle abgefüllt wird. Es muss nicht ursprünglich rein sein, muss aber alle Kriterien erfüllen, die für Trinkwasser vorgeschrieben sind. Es wird ohne besondere Aufbereitung in Flaschen abgefüllt und verkauft. Es darf aus mehreren natürlich oder künstlich erschlossenen Quellen stammen. Es bedarf keiner Bestätigung von amtlicher Seite.

Mineralwasser, das weniger als 5,5 g Kohlensäure enthält, wird als »stilles Mineralwasser« bezeichnet. Es muss amtlich anerkannt sein.

Tafelwasser

Tafelwasser kann eine Mischung aus verschiedenen Wässern sein oder sogar aus Leitungswasser bestehen, das mit verschiedenen Mineralstoffen sowie mit Kohlensäure angereichert wurde. Es kann teilweise mit Sole oder Meerwasser versetzt werden oder mit Sauerstoff angereichert sein.

Tafelwasser wird an jedem beliebigen Ort abgefüllt, deshalb sind auf dem Etikett keine Namen zugelassen, die auf eine Brunnen- oder Quellabfüllung schließen lassen. Auch darf auf dem Etikett nicht das Wort »natürlich« stehen. Es kann an jedem Ort hergestellt und abgefüllt werden.

Heilwasser

Es ist ein »frei verkäufliches Arzneimittel« bzw. ein »Fertigarzneimittel«. Es ist natürliches Wasser, das sich den Weg aus unterirdischen Vorkommen, die vor Verunreinigungen geschützt sind, nach oben gebahnt hat. Es ist mit Inhaltsstoffen angereichert, die vorbeugend, heilend oder lindernd wirken. Es wird direkt an der Quelle abgefüllt. Je nach Vorkommen hat es verschiedene Gesteinsschichten durchlaufen und wird dadurch bei verschiedenen Beschwerden und Krankheiten eingesetzt.

Heilwasser unterliegt dem Arzneimittelgesetz.

Heilwasser aus Heilquellen ist natürlich rein. Heilwasser ist deshalb teurer als andere Mineralwassermarken, weil seine Wirksamkeit einem langwierigen Prüf- und Genehmigungsverfahren standhalten muss. Die heilenden, vorbeugenden und lindernden Eigenschaften des Heilwassers müssen von amtlicher Seite bestätigt werden.

Sauerstoffwasser

Dieser Begriff ist in Mode gekommen. Er bedeutet, dass das Wasser mit Sauerstoff angereichert worden ist, ganz so, wie es die Natur vorgesehen hat, denn in Quellwasser ist ja auch Sauerstoff enthalten. Unser Körper ist allerdings darauf ausgelegt, Sauerstoff hauptsächlich über die Lunge zu erhalten und nicht über den Darm. Teilweise wird das Wasser mit dem 20-fachen Sauerstoffgehalt versetzt als er normalerweise in Quellwasser vorkommt. Sogar Leitungswasser kann als Sauerstoffwasser verkauft werden.

Mineralien im Mineralwasser?

Diese Frage wird mindestens so heiß diskutiert wie die Frage nach den Grenzwerten im Leitungswasser. Natürliches Mineralwasser kommt mit Mineralien und Spurenelementen angereichert an die Oberfläche. Es kommt leider nicht nur mit »guten« Stoffen an, sondern auch mit »schlechten« für unseren Körper wie Schwermetalle und Nitrate etc.

Wir nehmen über unsere Nahrung bereits genügend Mineralstoffe und Spurenelemente auf – so wir uns denn auch ausgewogen ernähren. Abgesehen davon ist es so, dass Sie die Mineralien, die im Mineralwasser gelöst vorkommen, leider gar nicht aufnehmen können.

Nur etwa fünf Prozent der Mineralien aus unserem Trinkwasser kann der Körper verstoffwechseln.

Genauso gut könnten Sie einen Kieselstein lutschen und meinen, Sie würden jetzt einen Mineralstoff zu sich nehmen. Man nennt die Mineralien, die im Trinkwasser vorkommen, anorganisch. In dieser Form sind sie für unseren Körper kaum zu verwerten. Unser Organismus kann hauptsächlich organische, also durch Pflanzen aufgearbeitete Mineralien aufnehmen.

Chemisch gesehen sind anorganische und organische Mineralien gleich, aber nicht für unseren Körper. Er braucht eine andere Form der Mineralien.

Die Mineralien, die unsere Pflanzen für uns bereits aus den Elementen der Natur über ihr Wurzel- und Blattwerk aufgesogen haben, sind für unseren Körper optimal verwertbar.

Anorganische Mineralien, die nur im Wasser aufgelöst sind, können in unserem Körper keine stoffwechselaktive Verbindung eingehen. Das beste Beispiel dafür sind Kalzium und Eisen. Diese beiden Substanzen müssen von unserer Magensäure erst stoffwechselfähig gemacht werden. Wenn Sie aber zu wenig Magensäure haben, dann zirkulieren diese Mineralien ungelöst im Körper und können sich in Gelenken und Gefäßwänden niederlassen. Dasselbe gilt übrigens auch für Mineralstofftabletten.

Plastikflasche oder Glasflasche ?

Nun greifen wir ein weiteres heißes Eisen auf: Die Frage nach der Plastikflasche. Natürlich ist es bequemer, einfacher und leichter, das Wasser in Plastikflaschen zu transportieren. Leider bringt das gegenüber dem Wasser in der Glasflasche aber vorwiegend Nachteile mit sich. Wir erinnern uns, dass die Wassermoleküle ständig in Bewegung sind.

In einer Glasflasche können die Wassermoleküle sich ihrer Natur entsprechend bewegen und rotieren, da Sie sich an der Glaswand der Flasche gut »abstoßen« können. Bei einer Plastikflasche ist das anders. Zwischen Plastikwand und Wassermolekülen entsteht eine Art Vakuum, wo sich die Moleküle nicht mehr so gut abstoßen können. Diese können dann ihrer natürlichen Bewegung nicht mehr nachgehen und verlieren ihre Vitalität. Die Wassermoleküle laufen sich sozusagen tot. Das Wasser in der Plastikflasche hat also seine Vitalität und Energie verloren.

Hinzu kommt noch, dass Wasser ein Informationsträger ist und daher den Geschmack von Plastik annehmen kann. Glas ist ein organisches Material und deshalb zur Aufbewahrung von Trinkwasser am besten geeignet.

Sie können es selbst ausprobieren, indem Sie eine Plastikflasche mit Wasser in Ihrem Kühlschrank neben einer aufgeschnittenen Wassermelone aufbewahren. Nach zwei Tagen schmeckt das Wasser nach Melone.

Frühere Generationen benutzten sogar Karaffen und Gläser aus Bergkristall, um das kostbare Nass aufzubewahren. Wenn man sich vergegenwärtigt, dass Wasser zusätzlich die kristallklare Information aufnimmt, kann man sich durchaus darüber wundern, woher unsere alten Vorfahren zu dieser wichtigen Erkenntnis kamen – und das wohlgemerkt, ohne die Molekularstruktur erforscht zu haben.

MINERALIEN UND SPURENELEMENTE

Auf jeden Fall empfehle ich Ihnen, sich das Etikett Ihres Mineralwassers genau anzusehen. Damit Sie auch verstehen, was die einzelnen Kürzel bedeuten, werden die wichtigsten Begriffe hier erläutert.

- **pH = DIE KONZENTRATION DER WASSERSTOFFIONEN** Sie haben sicher schon vom sogenannten pH-Wert gehört. Im Zusammenhang mit Mineralwasser bedeutet er, dass das Wasser so neutral wie möglich sein soll. Es sollte einen pH-Wert um die 6,8 bis 6,9 haben. Alle Getränke, die einen pH-Wert oberhalb von 7 haben, werden als »basisch« vom Körper verstoffwechselt, alle Getränke, die einen pH-Wert aufweisen, der niedriger als 7 ist, gelten als »sauer«. Da unser Organismus chronisch übersäuert ist, sollten Sie darauf achten, dass Ihr Säure-Basen-Haushalt ausbalanciert ist.
- **TOTAL GELÖSTE STOFFE (TDS)** Dieses Kürzel zeigt an, wie viele Spurenelemente und Mineralien in einem Liter Wasser vorhanden sind. Festgestellt wird dies, indem man einem Liter Wasser bei 180° C verdampfen lässt und dann die verbliebene Trockenmasse untersucht.
- **ALUMINIUM (Al)** Aluminium kennen Sie aus der Leichtmetallindustrie. Es befindet sich auch in Getränkedosen, Joghurtbechern, Fertigbackmischungen etc. In den letzten Jahren gab es längere Debatten darüber, ob Aluminium die Alzheimerkrankheit mitverursachen könnte. Dem hat die Weltgesundheitsorganisation (WHO) im Jahr 1997 widersprochen, Aluminium stelle für Menschen, die nicht in ihrem Beruf ständig damit arbeiten müssen, kein gesundheitliches Risiko dar. Sicher aber ist, dass ein Zuviel an Aluminium Magen- und/oder Darmbeschwerden, Energieverlust, Sprachstörungen und Senilität verursachen kann. Der Aluminiumgehalt sollte unter 0,1 mg/l liegen, obwohl in der Trinkwasserverordnung das Dop-

pelte angegeben ist, da wir über unsere Nahrungsmittel ja noch zusätzlich Aluminium aufnehmen.

- **ARSEN (As)** Arsen ist ab einer gewissen Dosis ein tödliches Gift. Leider sind in verschiedenen Mineralwassermarken Spuren von Arsen vorhanden. Dies natürlich unter dem Bedenklichkeitswert von 10 ng/l. Bei den importierten Mineralwässern ist das aber nicht bei allen Marken so. Sie sollten, besonders bei der Zubereitung von Säuglingsnahrung, darauf achten, dass diese Spuren nicht vorhanden sind. Wenn Sie homöopathisch orientiert sind, werden Sie ein Mineralwasser mit Arsenspuren sowieso meiden. Selbst die Einnahme von geringsten Spuren von Arsen kann Übelkeit, Schwindel, Schädigung der Blutgefäße und eine Unterproduktion von Blutkörperchen bewirken. Im Deutschen Ärzteblatt vom Januar 1997 wird auf den Zusammenhang zwischen Krebserkrankungen und Arsen hingewiesen. Viele Toxikologen empfehlen einen Grenzwert von 0,01 mg/l, die Trinkwasserverordnung sieht auch 0,01 mg/l vor, allerdings gibt die Mineral- und Tafelwasser-Verordnung 0,05 mg/l als Grenzwert an.
- **BLEI (Pb)** Wie Sie bereits wissen, stellt eine erhöhte Bleibelastung eine Gesundheitsgefährdung dar. Bei Föten, Säuglingen und Kleinkindern wird die Entwicklung des Gehirns nachhaltig gestört, aber auch die Bildung des roten Blutfarbstoffes bei Erwachsenen. Es beeinträchtigt ebenfalls die Funktionsfähigkeit des zentralen Nervensystems. Auf jeden Fall sollten Schwangere, Babys und Kleinkinder keine Nahrung essen, die mit Leitungswasser zubereitet wurde. Der Grenzwert für Blei liegt laut MTVO bei 0,01 mg/l.
- **CHLOR (Cl^-)**
Chlor ist hauptsächlich als Desinfektionsmittel in Schwimmbädern bekannt. Unserem Leitungswasser wird je nach Bundesland auch Chlor beigegeben. Chlor bildet zusammen mit Natrium unser Kochsalz. Da brauchbares Trinkwasser aus immer größer werdenden Entfernungen herangeschafft werden muss, ist die Verkeimung der Leitungen ein zusätzliches Problem, dem man mit mehreren Reinigungssubstanzen zu begegnen versucht.

Das zugesetzte Chlor verbindet sich häufig zu neuen Stoffen wie zum Beispiel zum Trichlormethan, das im Verdacht steht, Dickdarm- und Blasenkrebs hervorzurufen. Wir erinnern daran, dass nach der Einführung des Chlors (etwa um das Jahr 1921) eine sprunghafte Steigerung der Beinleiden einsetzte, zum Beispiel in den USA um 500 Prozent. Der Grenzwert laut Trinkwasserverordnung liegt bei 250 mg/l.

- **CHROM (Cr^{+++})** Chrom ist ein Spurenelement, das wichtig für den Glukosestoffwechsel ist. Allerdings führt eine zu hohe Dosis äußerlich zu Ätzungen an Haut- und Schleimhäuten und innerlich zu Magen-Darm-Entzündungen sowie Leber- und Nierenschäden. Schwermetalle gelangen über die Müllverbrennung sowie über unser Abwasser in die Umwelt und können eine akute oder schleichende Gefahr für unseren Organismus bergen. Chrom ist in geringen Mengen wichtig für unseren Kohlenhydratstoffwechsel. Der Grenzwert laut Trinkwasserverordnung liegt bei 0,05 mg/l.
- **EISEN (Fe^{++})** Unser Körper braucht Eisen, um rote Blutkörperchen zu bilden. Im Muskelfarbstoff Myoglobin ist es auch enthalten. Frauen sind durch die Monatsblutung chronisch unterversorgt mit Eisen. Eisenmangel wird durch Müdigkeit, kalte Hände und Füße, brüchige Fingernägel, Erschöpfung und Schlaflosigkeit angezeigt. Andererseits kann ein Zuviel an Eisen unsere inneren Organe schädigen, da es dort gespeichert wird. Vitamin C begünstigt die Aufnahme von Eisen in unserem Körper. Der Grenzwert laut Trinkwasserverordnung liegt bei 0,2 mg/l.
- **FLUORID (F^-)** Bei der Knochen- und Zahnbildung wird Fluor verwendet. Zahnpasten enthalten bereits viel Fluor, deshalb sollten Sie sehr bewusst mit einer weiteren Fluoraufnahme umgehen. Besonders wenn Sie in einer Industriegegend wohnen, wo die Fluoridkonzentration in der Luft sehr hoch ist. Interessanterweise werden Fluoride auch als Rattengifte eingesetzt. Fluor wird regional auch dem Leitungswasser beigegeben. Nutzen und Schaden bei der Aufnahme von Fluorid liegen sehr nah beieinander. Eine Überversorgung mit Fluor kann

Ihre Zähne verfärben und brüchig werden lassen, außerdem führt ein Zuviel an Fluorid zu einer schleichenden Veränderung der Knochenstruktur und zu Schilddrüsenveränderungen und Nervenkrankheiten. Die Einnahme von 8 mg Fluorid pro Tag führt zu Skelettveränderungen. Fluorid ist ein Abfallprodukt unter anderem bei der Aluminiumherstellung. Der Grenzwert der Trinkwasserverordnung liegt bei 1,5 mg/l.

- **HÄRTE ($CaCO_3$)** In unseren Breitengraden haben wir sehr hartes Wasser, was bedeutet, dass unser Wasser kalkhaltig ist. Die Einteilung in Härtegrade finden Sie unten in der Tabelle.
- **JOD (I^-)** Jod ist ein wichtiger Bestandteil zur Unterstützung der Schilddrüsenfunktion. Ein Mangel an Jod kann zu Fehlfunktionen und zu einer krankhaften Vergrößerung der Schilddrüse führen (Kropf). Eine Überversorgung mit Jod ist aber ebenfalls abträglich. Auch Brot wird jodiert, und viele Menschen salzen außerdem mit Jodsalz. Die empfohlene Tagesmenge von 0,15-0,18 mg sollte man nicht überschreiten.
- **KALIUM (K^+)** Für die Wasserregulation in den Zellen ist Kalium enorm wichtig. Der osmotische Druck wird durch Kalium geregelt. Der Austrocknung des Organismus wird vorgebeugt. Spitzensportler essen deshalb viel kaliumhaltiges Obst (z.B. Bananen). Für die Übertragung von Nervensignalen und Muskelkontraktionen ist Kalium ebenfalls zuständig. Ein Mangelzustand zeigt sich durch Muskelschwäche, Verstopfung und/oder chronische Müdigkeit. Die empfohlene Tagesmenge von 3000 bis 4000 mg nehmen Sie ausreichend in Ihrer täglichen Nahrung zu sich.
- **KALZIUM (Ca^{++})** Kalzium ist unser Knochenbau-Mineral. Ein anhal-

Konzentration von CaCO3	BEZEICHNUNG
0-75 mg/l	weich
75-150 mg/l	mittelhart
150-300 mg/l	hart
über 300 mg/l	sehr hart

tender Mangel an Kalzium zeigt sich in fortschreitendem Alter durch Osteoporose und kann das Herzinfarktrisiko steigern. Unser Herz, unsere Nerven und unsere Muskeln brauchen Kalzium. Das Kalzium, das in der Milch vorhanden ist, kann von unserem Körper nur ungenügend verwertet werden, im Gegenteil, unser Organismus wird dadurch erheblich belastet. Zu viel Kalzium kann zu Appetitlosigkeit und Verstopfung führen.

- **KOHLENDIOXID (CO_2)** Kohlendioxid ist ein farb- und fast geruchloses, ungiftiges Gas, das ganz natürlich in Mineralwasser vorkommen kann oder ihm zugesetzt wird. Es gibt dem Wasser die prickelnde Wirkung. Es wird auch in der Abwasserversorgung verwendet, um das Wasser sauber zu halten. Wenn Sie Alkohol mit kohlesäurehaltigem Wasser trinken (z. B. Weinschorle), wird der Transport des Alkohols ins Blut beschleunigt. Hier liegt kein Grenzwert vor.
- **KUPFER (Cu^{++})** Kupfer gehört neben Eisen zu den lebensnotwendigen Spurenelementen. Es dient der Bildung von roten Blutkörperchen. Kupfermangel kann Herzkrankheiten begünstigen und die Spannkraft der Blutgefäße herabsetzen. Ein Zuviel an Kupfer – etwa durch Wasser, das durch Kupferinstallationen fließt – kann zu Leberschäden führen. Auch in Amalgam kann Kupfer enthalten sein.
  Der Richtwert der Trinkwasserverordnung liegt bei 2,0 mg/l.
- **MAGNESIUM (Mg^{++})** Magnesium ist für Knochen und Muskelzellen sehr bedeutend, denn es wird für den Knochenbau und die Sehnen gebraucht.
- Osteoporose und Nierensteine werden unter anderem auch mit Magnesium behandelt. Wadenkrämpfe können auch von Magnesiummangel herrühren.
- **NATRIUM (Na^{+})** Natrium wird für den Wasseraustausch zwischen den Zellen benötigt. Zusammen mit Chlor bindet es sich zu Natriumchlorid, unserem bekannten Kochsalz. Wenn Sie den Salzgehalt eines Mineralwassers untersuchen, müssen Sie neben dem Natrium auch immer auf den Chlorgehalt achten, da Sie ja über die tägliche Nahrungsaufnahme schon sehr viel Kochsalz

zu sich nehmen. Der Grenzwert der Trinkwasserverordnung liegt bei 200 mg/l.

- **NITRAT (NO_3)** Pflanzen nehmen dieses Salz der Salpetersäure über das Wasser durch ihre Wurzeln auf. Nitrat wird im Köper zu Nitrit umgewandelt, einem höchst giftigen Stoff. Wie viel Nitrat der Körper umwandelt, liegt am jeweiligen Alter. Ältere Menschen wandeln mehr Nitrat in Nitrit um als jüngere Menschen. Warum Nitrit so giftig ist, hängt damit zusammen, dass es die Fähigkeit besitzt, den Blutfarbstoff Hämoglobin zu Methämoglobin zu oxidieren. Dies bindet den Sauerstoff auf eine Art und Weise, dass er nicht mehr an die Zellen abgegeben werden kann. Wenn die Sauerstoffmenge in der Zelle unter ein gewisses Level sinkt, dann kann es zu Methämoglobinanämie kommen, auch Blausucht genannt. Säuglinge bis sechs Monate können besonders häufig daran erkranken sowie Menschen mit einer defekten Darmflora. Weichen Sie auf Wasser aus, das unter 10 mg/l Nitrat enthält. Der Grenzwert der Trinkwasserverordnung liegt bei 50 mg/l.
- **SILIKAT (SiO_2)** Bei der Ausleitung von Toxinen sind Silikate sehr hilfreich, außerdem sind sie auch zuständig für den Aufbau von Knochen, Zähnen und Bindegewebe.
- **SULFAT (SO_4^{--})** Sulfat ist ein Salz der Schwefelsäure. Viele Düngemittel und Pestizide enthalten Sulfat. Sulfat kann auch die Korrosion von Wasserleitungen verstärken. Zu viel Sulfat wirkt abführend. Bereits bei geringen Mengen, von ca. 200 mg/l, können Störungen der Darmfunktion auftreten. Es ist dringend angeraten, darauf zu achten, dass das Wasser, welches getrunken wird, der Empfehlung des EU-Richtwertes von 25 mg/l folgt. Der Grenzwert der Trinkwasserverordnung liegt bei 250 mg/l.
- **ZINK (Zn^{++})** Zink ist ein sehr wichtiges Spurenelement, um die DNS aufzubauen. Bei Männern lässt Unfruchtbarkeit einen Zinkmangel vermuten. Zinksalben sind ein bewährtes Mittel, um die Wundheilung zu beschleunigen. Das Immunsystem wird durch Zink gestärkt.

Ist Wasser vital, nur weil es sprudelt ?

Um nicht die schweren Glas- oder Plastikflaschen tragen zu müssen und dem lästigen Pfandsystem zu entgehen, greifen immer mehr Familien zu Heimgeräten, die das Leitungswasser zu einem erfrischenden Getränk aufbereiten sollen. Diese Geräte reichern das Wasser mit Kohlendioxid an.

Was da geschieht? Leitungswasser wird mit CO_2 versetzt. Damit haben Sie aber kein Mineralwasser hergestellt. Alle Nachteile des Leitungswassers bleiben erhalten. Sie setzen dem Wasser das Stoffwechselabfallprodukt und Konservierungsmittel Kohlendioxid zu, das sich im Wasser partiell zu Kohlensäure löst. Eine gesundheitsfördernde Wirkung haben Sie damit nicht erzielt. Auch die Hoffnung, damit billiger wegzukommen, als wenn Sie Mineralwasser in Flaschen kaufen, muss ich Ihnen leider nehmen. Die CO_2-Kartuschen müssen Sie regelmäßig wechseln, um einer Verkeimung vorzubeugen.

TIPP Oft werde ich gefragt, welches Wasser ich denn trinke. Ich trinke Quellwasser, abgefüllt in Glasflaschen. Entweder fülle ich mir das Wasser selbst an einer Quelle ab oder ich kaufe es mir im Getränkemarkt. Auf jeden Fall ist es aber in einer Glasflasche und mit so wenig Mineralstoffen wie möglich angereichert; denn mit meiner Vollwerternährung nehme ich ausreichend Mineralien zu mir, und ich achte darauf, dass keine Mineralienüberversorgung meines Körpers entsteht.

Auch die Behälter, in denen Sie dieses Wasser herstellen, müssen Sie regelmäßig neu kaufen. Zu allem Überfluss sind diese weggeworfenen CO_2-Kartuschen eine zusätzliche Belastung für die Umwelt.

Setzen Sie lieber Ihren Charme bei Ihrem Getränkegroßhändler ein, der liefert Ihnen das Mineralwasser Ihrer Wahl nach Hause – und meistens trägt er es Ihnen sogar noch in die Vorratskammer. Falls Sie wollen, können Sie sich auch im Handel nach Wasseraufbereitungsanlagen und -Filtern erkundigen. Es gibt mittlerweile viele sinnvolle Alternativen, um das Trinkwasser zu reinigen.

Wasserfilter

Selbstverständlich können Sie Ihr Wasser auf vielerlei Arten und Weisen filtern – vor allem aber sollten Sie es überhaupt tun! Denn Kochen tötet im Wasser nur die Keime ab, die Schwermetalle aber nicht.

Filtersysteme überschwemmen den Markt, und es ist schwer, den Überblick zu behalten. Jeder Anbieter preist sein System als das beste, und die Verwirrung nimmt immer mehr zu. Ich habe mich an dieses Thema Schritt für Schritt herangetastet. Zuerst besorgte ich mir ein normales Tischgerät mit Kartusche. Der Tee sah anders aus und schmeckte auch anders. Leider habe ich oft vergessen, die Kartusche rechtzeitig zu wechseln, sodass ich dann keine Ahnung hatte, ob ich vielleicht gerade die zuvor herausgefilterten Schadstoffe jetzt wieder zu mir nehme. Bei der Beschäftigung mit verschiedenen Wasserfiltern sah ich aber auch, dass mein damaliges Tischgerät mir nicht die Schwermetalle herauszufiltern vermochte, die ich wollte. Kalzium und Magnesium wurden zwar entfernt, aber die Kartusche neigte dazu, im Inneren zu verkeimen. Um dieser Verkeimung vorzubeugen, wird manchmal der Aktivkohle eine Silberzugabe beigegeben, die wiederum an das Wasser abgegeben werden kann.

TIPP Wichtig ist, dass Sie vor dem Kauf eines Gerätes das gefilterte Wasser probieren! Wasser kann so unterschiedlich schmecken, Sie werden überrascht sein. Es hat keinen Sinn, wenn Sie sich ein teures Gerät anschaffen und dann das Wasser nicht trinken, weil es Ihnen nicht schmeckt oder Ihnen Ihr Tee nicht mehr zusagt.

Über den Aktivkohle-Granulatfilter habe ich mich informiert, aber die Idee, einen anzuschaffen, wieder verworfen, da er zwar Chlor und Chlorverbindungen aus dem Wasser filtert, aber auch sehr stark verkeimen kann. Außerdem soll man da auch die Filter regelmäßig wechseln. Im Gegensatz zu diesem Filtersystem filtert der Aktivkohle-Blockfilter einen großen Teil der Schadstoffe aus dem Wasser.

Auch werden Asbestfasern, Chlor, Medikamentenrückstände, Bakterien, Pestizide und andere Schwebeteilchen herausgefiltert. Allerdings werden Mineralien und Nitrat und Nitrit nicht herausgefiltert. Der Membran-Aktivkohlefilter soll alle sechs Monate ausgewechselt werden.

Meinem Wissensstand zur Zeit der Entstehung dieses Buches nach ist die Umkehrosmose die zuverlässigste Art, nahezu vollständig eine Reinigung des Wassers von Schwermetallen, Pestiziden, Mikroorganismen, Chlor und Chlorabbauprodukten, Asbestfasern, Nitrat, Nitrit und Mineralien vorzunehmen.

Die Geräte sind in den USA zur Entsalzung von Meerwasser entwickelt worden. Diese Methode der Wasseraufbereitung ist sehr leicht zu erklären: Das Leitungswasser wird durch eine halbdurchlässige Membran gedrückt, die nur die Wassermoleküle durchlässt. Alle anderen Stoffe im Wasser sind größer als das Wassermolekül und werden daher vor der Membran zurückgehalten. Diese herausgetrennten Stoffe werden durch das Wasser, das nachgespült wird, ins Abwasser geschwemmt.

Sollten Sie sich für dieses Gerät entscheiden, lassen Sie es sich von einer Fachkraft installieren, die dann auch, wenn möglich, den Wartungsdienst übernimmt.

Wasserbelebung

Sie können zwar die Schadstoffe aus Ihrem Wasser herausfiltern, aber die elektromagnetischen Schwingungen derselben sind damit noch nicht verschwunden.

Der Diplom-Physiker Wolfgang Ludwig bewies, wie schädlich diese Schwingungen der Schadstoffe auf unseren Organismus wirken können. Deshalb sollten Sie ihr Wasser noch zusätzlich vitalisieren, um die negativen Schwingungsmuster löschen.

Wasser kann sich erinnern. Wasser hat ein Gedächtnis – es speichert Informationen und gibt sie weiter. Dank

Haben Sie gewusst, dass eine Schneeflocke, wenn man sie auftaut und dann wieder einfriert, wieder genau dieselbe Struktur annimmt wie vorher?

seines einzigartigen Aufbaus verbindet sich Wasser immer wieder zu neuen Wasserkristallen. Die schönsten Kristallverbindungen zeigen sich bei gesundem Quellwasser.

Wenn unser Wasser rein, gesund und lebendig ist, dann ist es für unseren Organismus optimal zu verwerten. Dann kann es seiner Aufgabe als Lebensmittel – also als Mittel zum Leben – gerecht werden. Dies wussten die sogenannten Pioniere in der Wasserbelebung lang vor uns. Sie beobachteten die Natur und bemerkten das Fließverhalten des Wassers und seine Heilkräfte.

Johann Grander und sein magnetisches Informationswasser

Der Tiroler Naturforscher Johann Grander ist einer der bekanntesten Wasserbeleber der heutigen Zeit. Über 20 Jahre experimentierte Grander mit Magnetplatten und Magnetfeldern, bis er auf sein »hochschwingendes« Wasser stieß. Seine Wasserbelebung funktioniert über ein biotechnisches Verfahren, das dem Wasser die Informationen und Energien zugeben soll, die es verloren hat. Magnetismus versetzt das Wasser in hochfrequente Schwingungen bis zu 100 000 Hertz. Dieses Informationswasser wird in Kammern gefüllt, an dem das normale Wasser vorbeifließt. Durch Resonanz soll das vorbeifließende Wasser mit dieser Information geprägt werden und somit vitalisiert. Um Grander-Wasser zu erhalten, gibt es verschiedene Geräte, die man sich zu Hause einbauen lassen kann, oder auch größere Geräte für die Belebung von Teichen und Schwimmbädern.

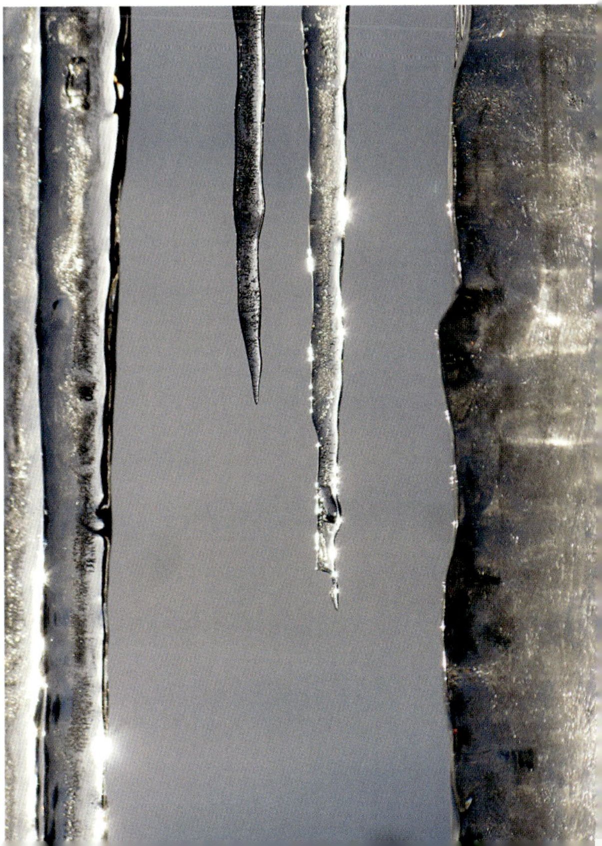

»Die verantwortungsbewussten Menschen auf dieser Erde hätten viel mehr die perfekte Natur und deren Schöpfer als Lehrmeister nehmen sollen, dann wären wir heute auf dem richtigen Weg mit höherem Wohlstand und ohne Umweltkatastrophen.«

JOHANN GRANDER

Wilfried Hacheney und sein levitiertes Wasser

Dieses patentierte Verfahren zur Wasserbelebung wurde von dem Diplom-Physiker Wilfried Hacheney (1924–2010) erfunden. Er ging davon aus, dass man Trinkwasser nicht nur nach seiner chemischen Zusammensetzung beurteilen kann, sondern auch nach seiner Struktur. Als Beispiel sei hier der Diamant aufgeführt, der sich in seiner chemischen Zusammensetzung nicht vom Graphit unterscheidet.

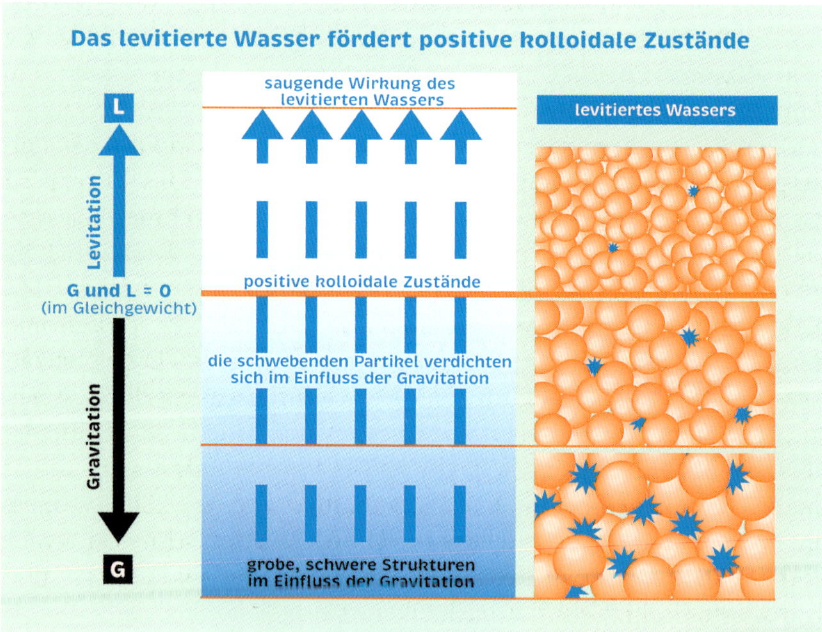

Gerät zur Wasserbelebung von Hacheney

Die Wasserstruktur hat es Hacheney besonders angetan. Er baute einen Edelstahlbehälter, der eine spezielle Form aufweist und in seinem Inneren einen Rotor hat, der dem Wasser eine bestimmte Strömungsbahn vorgibt und es stark beschleunigt. Auf diese Art und Weise wird die Wasserstruktur in bis zu 50 Nanometer winzige Tröpfchen zerstäubt. Durch diese veränderte Wasserstruktur bekommt das Wasser seine natürliche Saugkraft wieder, um Stoffe und Informationen aufzunehmen. Wer schon levitiertes Wasser getrunken hat, kennt die entgiftende Wirkung, die es auf den Organismus hat. Dieses Wasser nennt Hacheney »levitiertes Wasser« (lat.: levis: leicht), da es Prozesse begünstigt, die der Schwerkraft entgegenwirken.

Viktor Schauberger

Einer der bekanntesten Pioniere der Belebung von Wasser war Viktor Schauberger (1885–1958). Durch jahrzehntelange Beobachtung des Fließverhaltens von Wasser entwickelte er eine Methode, die dem Wasser seine ursprüngliche Struktur wiedergeben soll. Sein Sohn Walter (1914–1994) führte das Werk des Vaters fort und entwickelte Verwirbelungstrichter, welche die Clusterstruktur des Leitungswassers aufbrechen und wieder neu ordnen. Das Prinzip ist ganz einfach, Sie können es selbst ausprobieren: Nehmen Sie eine Flasche Wasser und lassen Sie das Wasser aus der Flasche fließen, indem Sie die Flasche aber vorher ein paarmal im Uhrzeigersinn gedreht haben. Sie werden bemerken, dass das Wasser spiralförmig herausfließt und sogar an Geschwindigkeit zunimmt. Dieses spiralförmige Herausfließen kann man bei Leitungswasser durch einen speziellen Aufsatz stimulieren. Da das Wasser durch den Leitungsdruck in seinem natürlichen Fließverhalten verändert wird, dient dieser Aufsatz, den Sie an den Wasserhahn schrauben können, dazu, die Clusterstruktur zu verfeinern. Dieses Wasser schmeckt »weicher« und ist besser in der Lage, seiner Aufgabe als Lösungs- und Transportmittel im Körper nachzukommen.

WASSERHALTIGE NAHRUNGSMITTEL: NUR DAS BESTE IST GUT GENUG!

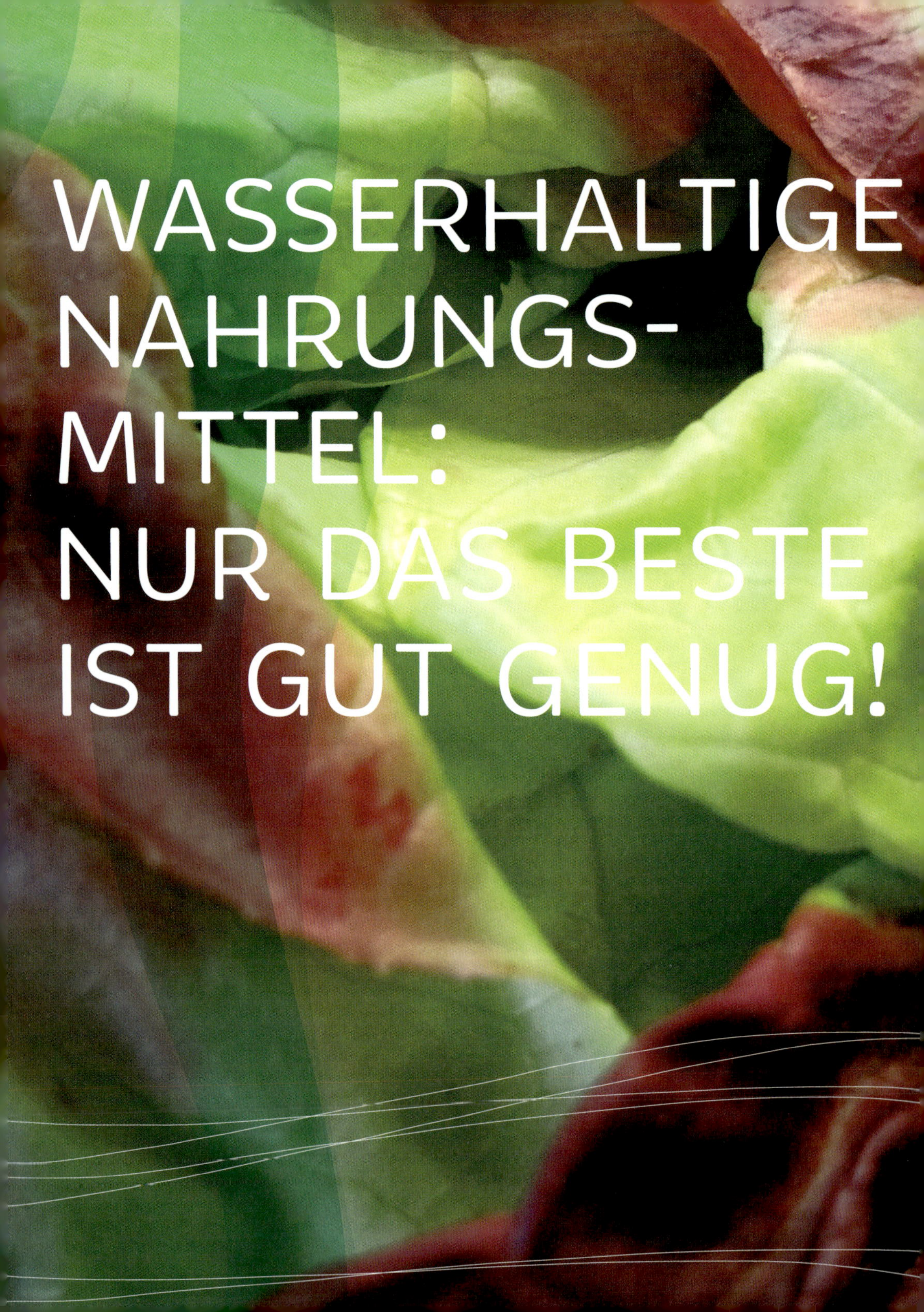

Gemüse – Wasser zum Essen

Pflanzen sind ein Wunderwerk der Natur, ausgestattet mit dem Besten, was wir bekommen können: mit hochwertigen Mineralien, Vitaminen und Spurenelementen. Pflanzen sind die einzigen Lebewesen, die durch Fotosynthese das Sonnenlicht in Nahrung umwandeln können.

Pflanzenzellen ziehen mithilfe der Sonnenstrahlen aus der Erde viele organische Mineralien heraus, die genetisch wunderbar an unseren menschlichen Körper angepasst sind.

Anders ist es mit den organischen Mineralstoffen, die in Pflanzenwasser gebunden sind: Sie sind ein kostbares Mittel zum Leben. Sie sind auch voller sekundärer Pflanzenstoffe, die das Krebsrisiko senken, freie Radikale abfangen und vor Infektionen schützen können. Außerdem halten sie die Fließfähigkeit des Blutes instand.

TIPP Für uns verwertbares hochwertiges Pflanzenwasser findet sich reichlich in Blumenkohl, Brokkoli, Erbsen, Fenchel, Gurke, allen Kohlarten, Mangold, Karotten, Kartoffeln, Paprika, Lauch, Rote Bete, in allen Salatarten, Sellerie, Spargel, Spinat, Tomaten, Zucchini, Auberginen, Artischocken und Zwiebeln. Der Wassergehalt dieser Gemüsesorten bewegt sich zwischen 82 und 95 Prozent.

WAS KOCHE ICH WIE?

Wichtig ist es zu wissen, wie man wasserhaltige Nahrungsmittel zubereitet, ohne die wertvollen Vitamine und Mineralstoffe zu zerstören. Am besten ist es natürlich, Sie bereiten alles frisch zu und müssen nichts für den nächsten Tag aufheben oder vorkochen. Denn je länger ein Gericht aufbewahrt wird, desto mehr Vitamine und andere wichtige Inhaltsstoffe verflüchtigen sich. Bereits wenige Minuten nachdem Sie einen Orangensaft frisch gepresst haben, halbiert sich der Vitamingehalt. So werden auch beim Kochen wertvolle Vitamine zerstört. Schon wenn Sie Honig in Ihren heißen Tee einrühren, haben sich die wertvollen Substanzen des Honigs verflüchtigt, da er auf Erhitzen empfindlich reagiert.

Frische, knackige Salate sind natürlich voller Vitamine, aber auch wenn Sie nicht jeden Tag Salat essen wollen oder im Winter weniger Lust darauf verspüren, können Sie sich und Ihrer Familie gesunde und gehaltvolle Nahrung auftischen.

Hier möchte ich Ihnen einige schonende Garmethoden nahebringen:

KOCHEN

Sie können Gemüse und Hülsenfrüchte komplett von Wasser umschlossen kochen, aber nicht zu lang, damit nicht zu viele wertvolle Mineralstoffe und Vitamine verloren gehen. Bei Suppen ist es kein Problem, da die gelösten Substanzen mit der Brühe mitgegessen werden. Wenn Sie allerdings das Nahrungsmittel abseihen, schütten Sie mit dem Wasser wertvolle Stoffe weg. Versuchen Sie, die Flüssigkeit anderweitig weiterzuverwenden, zum Beispiel in Soßen.

BLANCHIEREN

Hier wird mit dem Nahrungsmittel »kurzer Prozess« gemacht! Blanchieren heißt der Vorgang, wenn Sie das Kochgut nur kurz in bereits siedendes Salzwasser werfen – und es sofort wieder unter fließend kaltem Wasser abkühlen. Wenn Sie es anschließend einfrieren wollen, ist es günstig, es vorher in Eiswasser abzuschrecken.

DÄMPFEN

Hierbei wird das Gemüse in einem Siebeinsatz über heißem Wasserdampf gegart. Dies ist auch eine schonende Aufwärmmethode und viel besser als die Mikrowelle. Die Nahrungsmittel bleiben in Geschmack und Farbe weitgehend erhalten. Wenn Sie länger garen, werden die Vitalstoffe ans Wasser abgegeben und könnten dort weiterverwertet werden.

DÜNSTEN

Dies ist eine Methode, die für schnell garende Gemüsearten geeignet ist. Das Gargut wird in ein wenig Wasser gesetzt und der Topf wird mit einem Deckel verschlossen. Durch den Deckel entsteht ein kleiner Wasserkreislauf in einem abgeschlossenen System. Der Dampf steigt auf, wird am Deckel wieder flüssig und tropft herab, dies passiert immer und immer wieder, bis das Kochgut so weit ist. Allerdings sollte die Herdwärme nicht zu hoch sein, denn sonst verbrennt das Ganze ziemlich schnell.

Eine Auflistung der Vitamine, die beim Kochen verloren gehen:
Vitamine der B-Gruppe: bis zu 45 Prozent Verlust
Vitamin D: wenig Verlust
Vitamin A: bis zu 30 Prozent Verlust
Vitamin E: bis zu 50 Prozent Verlust
Folsäure: bis zu 90 Prozent Verlust
Vitamin C: 20 bis 80 Prozent Verlust
Biotin: bis zu 70 Prozent Verlust
Deshalb sollten Sie bei allen Gemüsesorten darauf achten, dass Sie sie nur kurz kochen, sieden, garen oder blanchieren, damit sie schön knackig bleiben und ihre Inhaltsstoffe behalten.

SEKUNDÄRE PFLANZENSTOFFE sind zuständig für Farbe und Aroma und für den Duft eines Gemüses oder eines Obstes.

PRIMÄRE PFLANZENSTOFFE sind zum Beispiel Kohlenhydrate, Eiweiß und auch Fette.

Internationale Bevölkerungsstudien haben gezeigt, dass das Risiko, an Krebs zu erkranken, allein durch eine gesündere Ernährung um 40 Prozent gesenkt werden kann!

Artischocke

Artischocken haben eine wohltuende Wirkung auf Leber, Galle und Magen. Der Gallensaft wird durch die Bitterstoffe angeregt, die Leber kann sich regenerieren. Senkt auch den Cholesterin- und Blutzuckerspiegel. Besonders wichtig ist diese Fähigkeit bei Diabetes. Artischocke hilft bei Rheuma, Gicht, Blasen- und Nierenschwäche, Durchfall und Magenübersäuerung. Sie enthält Kalzium, Kalium, Magnesium, Phosphor, Zink und Folsäure.

Aubergine

Auberginen haben einen Wasseranteil von 92 Prozent. Die ganzen Nährstoffe sind in der Schale gelagert, darum die Aubergine nie schälen, sondern als ganze Frucht verarbeiten! Sie enthält sehr viel Kalium, dazu kommt Kalzium, Phosphor, Eisen, Kupfer, Magnesium, Vitamin C, Karotine, B-Vitamine, Phenolsäuren und Bitterstoffe. Bei Rheuma, Ischias, erhöhtem Cholesterinspiegel, Nierenproblemen und Diabetes sollen Auberginen lindernd wirken. Sie wirken zudem noch entwässernd und blutbildend. Bei Magengeschwüren sollten Sie auf Auberginen verzichten.

Blumenkohl

Er ist sehr reich an Vitamin C und hat außerdem wenig Kalorien! Blumenkohl enthält viel Kalium und bietet sich für Diät- und Schonkostpatienten an, da er leicht verdaulich ist.

Brokkoli

Enthält sehr viel Karotin, Vitamin C, Vitamin E, etliche B-Vitamine, reichlich Kalium, Kalzium, Selen, Zink, Flavone, Sulforaphan und Eisen. Brokkoli schützt vor grauem Star.

Sulforaphan soll, besonders bei Brustkrebs, das Wachstum der Krebszellen hemmen.

Durch das viele Karotin werden auch Nervenkostüm und Haut gestärkt und gekräftigt.

Fenchel

Erstaunlicherweise ist in Fenchel die zweifache Menge an Vitamin C zu finden wie in Orangen. Es weist Mentholöl auf, außerdem Anathol und Fenchon. Es hat Eisen, Folsäure, Vitamin E, Betacarotin, Magnesium, Kalium und Kalzium.

Erbsen

Das Gute an Erbsen ist, dass sie recht wenig Schadstoffe aus der Luft aufnehmen, denn sie sind durch ihre Schale geschützt. In ihnen stecken die Vitamine B_1, B_2, B_3, Vitamin C, E, Karotin, Kalium, Magnesium, wenig Zink, Lezithin und Saponine.

TIPP Getrocknete Erbsen sollte man über Nacht in Wasser einweichen. In ihnen sind viel Phosphor, Eisen, Phenolsäuren und Flavone enthalten.

Gurke

Die Gurke ist ein Allround-Talent! Sie enthält sehr viele Elektrolyte und eignet sich in Saftform hervorragend als Drink für Sportler. Sie wirkt entwässernd und harnsäuretreibend und hat kaum Kalorien. Gurken weisen Kalium, Kalzium und Bitterstoffe in der Schale auf, welche die Lebertätigkeit anregen. Weil sie stark basisch ist, entlastet sie das Herz und senkt den Cholesterinspiegel.

Karotten

Sie enthalten besonders viel Alpha- und Betacarotin, Vitamine aus der B-Gruppe, Folsäure, Kalzium, Pektin, Magnesium, Phosphor und Eisen. Der Pektingehalt bei der Karotte macht sie besonders bekömmlich, denn die Magen- und Darmschleimhaut wird durch Pektin abgeschirmt. Betacarotin ist für die Gesunderhaltung unserer Augen, Haare und der Haut zuständig. Das Betacarotin ist ein sehr wichtiger Schutz vor Alterungsprozessen und Zellverfall. Der Körper kann bei Stress, Nachtblindheit, Arteriosklerose oder Durchfall von einem Möhrensalat nur profitieren.

Kartoffeln

Kartoffeln können richtige Schlankmacher sein – vorausgesetzt, man isst sie nicht in Fett gebraten. Durch das entwässernde Kalium und die Spurenelemente regen sie die Produktion von Enzymen an und wirken auf diese Art sättigend. Kartoffeln sind reich an Stärke, Eiweiß, Magnesium, Folsäure, Vitamin C, Phosphor, Kupfer, Zink, Kobalt und B-Vitamine.

Gicht, Rheuma und Stoffwechselstörungen können durch eine Kartoffeldiät verbessert werden.

Knoblauch

Zwei bis drei Zehen am Tag würden das Risiko von Arterienverkalkung drastisch senken. Auf jeden Fall steckt im Knoblauch eine gesammelte Power, die krank machende Keime, Viren, Bakterien und andere Schmarotzer unschädlich macht. Er ist voll von Antioxidantien und stärkt das Immunsystem. Er kann Krebs und Herzinfarkt vorbeugen und den Cholesterinspiegel senken. Knoblauch enthält Selen, viele Vitamine und Spurenelemente und bringt die Durchblutung unseres Gehirns auf Trab.

Kohl

Er senkt den Cholesterinspiegel, Entzündungen werden gebremst, und seine Ballaststoffe sind gut für die Darmperistaltik. Kohl kann vorbeugend gegen Krebs wirken und vor Herzinfarkt und Schlaganfall schützen. Kohlsaft zu trinken, ist gut gegen Magengeschwüre und Viruserkrankungen. Kohl enthält viel Vitamin C, Kalzium, Kalium, Provitamin A, Eisen, Kupfer und verschiedene B-Vitamine.

Farbstoffe wie Indole und Anthocyane. Der Östrogenstoffwechsel wird durch Indole gesteuert. Bei täglichem Verzehr kann Kohl vorbeugend gegen Brustkrebs wirken.

Kohlrabi

Alle Kohlarten besitzen reichlich Vitamin C und K, Provitamin A und Kalzium, Kalium, Magnesium und Eisen.

Kohlrabi besitzt auch viele Kohlenhydrate, Vitamine B_1, B_2, B_6, Phosphor und Folsäure. Die Abwehrkräfte werden gestärkt. Und der berühmte Duftstoff, bei dem sogar die Nachbarn bemerken, dass es bei Ihnen Kohl zu essen gibt, ist das Senföl, welches Pilze und Bakterien abtötet. Infektionen wird die kühne Stirn geboten, denn dieses Öl bringt die weißen Blutkörperchen in Schwung und bewirkt dadurch, dass beginnende Infekte gleich klein beigeben.

Lauch

Das Zwiebelgewächs beinhaltet die Mineralstoffe Kalium, Eisen und Kalzium, Vitamin B_6, Vitamin K, Provitamin A, Folsäure, Vitamin C und ätherische Öle. Wie alle Zwiebelgewächse wirkt auch Lauch antiseptisch.

Mangold

Dieses unterschätzte Gemüse kommt leider viel zu selten auf den Tisch, dabei hat es naturgegebene Schätze zu verteilen: viel Kalium, Kalzium, Magnesium, Eisen, Betacarotin, die Vitamine B_1 und B_2, Folsäure und sehr viel Vitamin C.

Durch sie wird der Blutfettspiegel gesenkt, der Darm entgiftet, Verdauungsstörungen werden beseitigt und das Immunsystem gestärkt.

Mangold hat wenig Kalorien und eine große Anzahl von bioaktiven Stoffen, die vorbeugend gegen verschiedene Krankheiten wirken sollen.

Paprikaschote

Die meisten Inhaltsstoffe finden sich in rotem Paprika: Provitamin A, Vitamin E, Betacarotin, Kalium, Kalzium, Phosphor,

Magnesium, Eisen und zweimal so viel Vitamin C wie in Zitronen. Rote Paprika kann man wunderbar roh essen, da entfaltet er sowieso sein Potenzial am besten. Paprika kann die Durchblutung der Haut fördern, die Herzleistung verbessern, die Gefäßwände von innen abdichten und die Sehkraft verbessern. Er stärkt das Immunsystem und wirkt lustfördernd (durch Capsaicin).

Rote Bete

Wegen des hohen Eisengehaltes wird die Rote Bete sehr geschätzt, da dies die Blutbildung unterstützt und die Blutgefäße festigt. Die Zellatmung wird verbessert, und die Zellen können sich besser vor den freien Radikalen schützen. Rote Bete regt den Gallenfluss an und wirkt appetitanregend, außerdem entsäuert sie den Körper. Sie enthält wertvolle Aminosäuren, Flavone, Jod, Natrium, Schwefel, Phosphor, Eiweiß, Kalzium, Zucker, Eisen, Kupfer, Magnesium, Panthotensäure, Folsäure, Provitamin A, die Vitamine A, B, C und Kalium.

Salat

Wir gehen hier von grünen Salaten aus, die hochwertiges Eiweiß besitzen, außerdem Vitamin C, Karotin, Kalzium, Kalium, Kupfer, Folsäure, Zinkspuren, Mangan, Selen, Jod, sehr viel Chlorophyll sowie Lactucerol, welches eine beruhigende Wirkung ausübt. Salate sind angeblich gut gegen Einschlafstörungen, Stress und Erregungszustände.

Sie sollten spät abends keinen Salat mehr essen, da Rohkost am Abend schwer verdaulich ist.

Salat senkt den Blutdruck und die Harnsäurewerte. Kopfsalat wird bei Diabetes empfohlen, und grüner Salat senkt außerdem das Krebsrisiko, besonders bei Magenkrebs. Das Risiko für Herz- und Kreislauferkrankungen wird ebenfalls herabgesetzt.

Sellerie

Diese harntreibend wirkende Knolle ist reich an ätherischen Ölen. Dadurch ergibt sich ihr gehaltvoller Geschmack. Sie besitzt die Vitamine E, B_6, Folsäure, Kalium und Kalzium.

Spargel

Spargel schwemmt Nahrungsgifte aus und auch bereits gebildete Harnsäurekristalle aus dem Muskelgewebe. Spargel hilft bei der Leber- und Lungenfunktion, regt die Nierentätigkeit an und ist wichtig für die Hormonbildung. Er enthält viel Eisen, Vitamin C, Vitamin A, Vitamine der B-Gruppe, Kalzium, Phosphor, Jod, Saponine und Flavone. Im grünen Spargel sind mehr Mineralstoffe, Vitamin C und Karotinoide enthalten als in weißem Spargel. Wenn Sie chronisch nierenkrank sind, sollten Sie keinen Spargel essen, alle anderen können sich an seiner blutreinigenden Wirkung erfreuen.

Spinat

Spinat enthält unter anderem einen hormonähnlichen Stoff: Sekretin, dieser regt die Bauchspeicheldrüse an. Dieses Blattgemüse ist reich an Betacarotin, Lutein, Folsäure, Kalzium, Magnesium, Vitamin E, Vitamin C, Jod, Schwefel, Eisen und hochwertigem Eiweiß. Es ist äußerst hilfreich bei der Vermeidung von Herz- und Kreislauferkrankungen und Schlaganfällen. Das innewohnende Karotin stärkt die Sehkraft und verbessert das Hautbild.

Tomaten

Mein Lieblingsgemüse! Prall gefüllt mit sehr vielen verschiedenen Phytowirkstoffen (z. B. Terpene, Flavone, Karotine) und reich an Vitamin A, Vitamin E, Vitamin C. Außerdem enthalten Tomaten die wichtigen Spurenelemente Zink, Nickel und Kobalt. Selbstverständlich lässt sich auch noch Eisen, Magnesium, Kalzium, Vitamine der B-Gruppe, Kupfer und Phosphor darin finden.

Tomaten helfen bei der Blutbildung, wirken krebsvorbeugend, appetitanregend, senken den Blutdruck, helfen der Leber bei der Entgiftung und reinigen den Darm von Fäulnisbakterien.

Zucchini

Dieses Gemüse enthält viel Betacarotin, des Weiteren Selen, Mangan, Phosphor, Kalium, Kalzium, Folsäure, Vitamin C und Bitterstoffe. Es ist leicht verdaulich, deshalb gut als Schonkost geeignet.

Die Darmtätigkeit wird angeregt und der Organismus entwässert. Leber und Galle werden durch die Bitterstoffe angeregt, und die Nieren und die Blase werden gleich mitgereinigt. Karotin und Selen werden als Schutzstoffe gegen Krebs geführt.

Zwiebel

Zwiebeln sind ein uraltes Hausmittel bei Atemwegserkrankungen und Ohrenschmerzen. Sie schützen vor Magenkrebs, Herz- und Kreislauferkrankungen und Schlaganfall. Die schwefelhaltigen ätherischen Öle können wie ein natürliches Antibiotikum und Antiseptikum wirken. Zwiebeln töten Bakterien, Viren und Pilze ab, schwemmen Wasser aus dem Körper und verhindern Blutgerinnsel. Zähne, Nägel und Knochen werden durch Phosphor und Kalzium gestärkt. Zwiebeln enthalten außerdem viele Vitamine der B-Gruppe, Vitamin C, Kalium, Jod, Selen und das hormonähnliche Prostaglandin A.

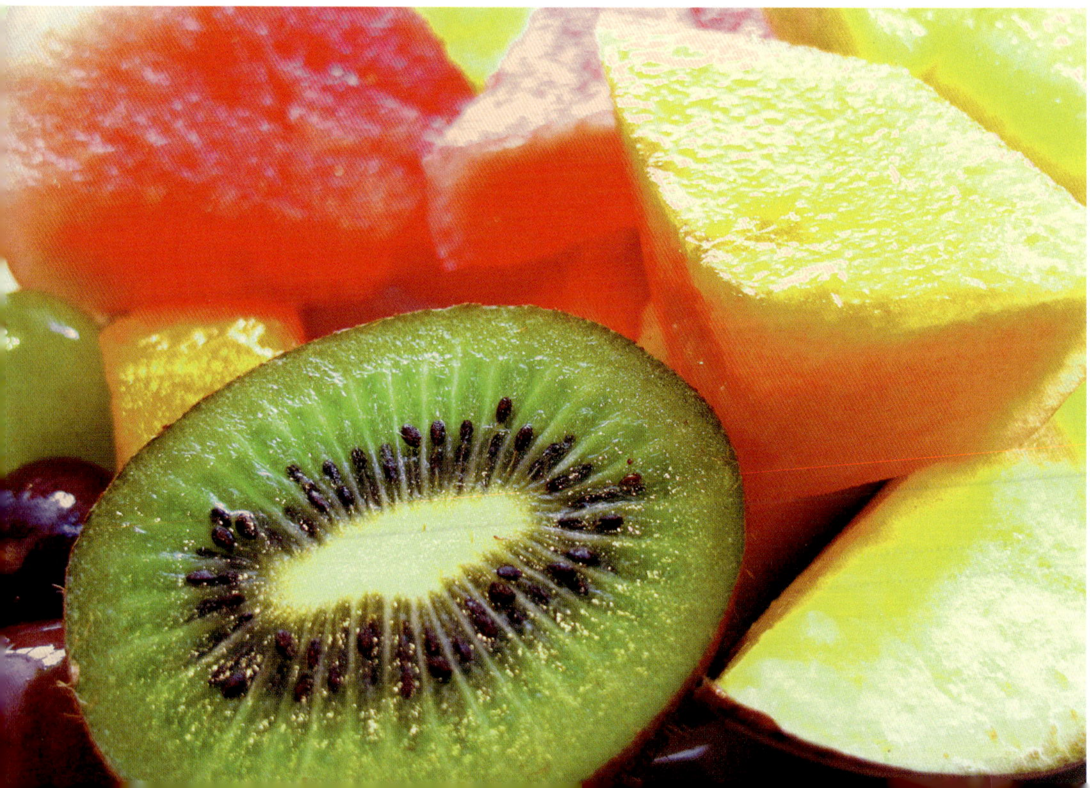

Obstwasser – »kein Obstler«

Wasser können Sie genauso gut essen! Viele Früchte haben einen so hohen Wassergehalt, dass Sie sich den Gang zum Getränkemarkt beinahe sparen können. Voraussetzung ist natürlich, dass Sie täglich mindestens zwei Kilogramm Obst und Gemüse zu sich nehmen. Sollten Sie das nicht schaffen, dann bleibt der zusätzliche Griff zur Mineralwasserflasche.

Wassermelonen, Erdbeeren und Weintrauben haben einen Wassergehalt von 95 Prozent! Und dieses Obstwasser ist auch noch angereichert mit Spurenelementen, Mineralien und Vitaminen. So manches Pfund mehr auf den Hüften lässt sich durch einen Griff zum Apfel anstatt zur Süßigkeit vermeiden.

TIPP Hochkarätiges Obstwasser findet sich zum Beispiel in:

- Apfel
- Ananas
- Birne
- Erdbeeren
- Grapefruit
- Himbeeren
- Johannisbeeren
- Kirsche
- Kiwi
- Rhabarber
- Mandarine
- Mango
- Melone
- Nektarine
- Orange
- Papaya
- Pfirsich
- Pflaume
- Traube
- Zitrone

Unaufhörlich wird unsere Ernährung heute auf den Prüfstand gestellt, und neueste Ergebnisse bestätigen mehr und mehr, dass sich viele Herz- und Kreislauferkrankungen, Schlaganfälle und Stoffwechselerkrankungen durch eine Ernährungsumstellung vermeiden lassen.

Um eine Umstellung Ihrer Essensgewohnheiten bewusst einzuleiten, sollten Sie einfach langsam, aber stetig mehr Gemüse und Obst in Ihren Essensplan aufnehmen. Nehmen Sie sich Zeit, um leckere Rezepte auszuprobieren und versuchen Sie, Fertiggerichte wegzulassen. Falls Sie keine Zeit zum Kochen haben, dann ist es allemal besser, einen Apfel oder eine Banane zu essen oder sich ein Tomatenbrot mit Schnittlauch zu machen, als die Mikrowelle anzuschmeißen.

Wie heißt es so schön: »An apple a day keeps the doctor away« – ein Apfel pro Tag erspart den Gang zum Arzt.

Ananas

Um in den Genuss der ganzen guten Stoffe zu kommen, die in der Ananas enthalten sind, sollten Sie diese unbedingt frisch genießen! Ananas kurbelt die Fettverbrennung durch das Enzym Bromelain an. Dieses Enzym hilft beim Abnehmen und bei der Spaltung von tierischem Eiweiß. Ananas enthält Magnesium, Phosphor, Kalium, Mangan, Zink, Jod, Vitamin C und Karotin, sie wirkt appetitanregend, blutreinigend und wird auch bei Entzündungen gepriesen.

Apfel

Dieses Kraftpaket sollten Sie am besten gewaschen und mit Schale essen, denn in einem Apfel stecken ca. 300 verschiedene Biosubstanzen: Pektin, Vitamin C, B, Kalium, Kalzium, Phosphor, Eisen, Natrium, Fruchtzucker, Gerbstoffe und organische Säuren. Der Cholesterinspiegel wird durch das Pektin gesenkt. Ein Apfel macht Sie frühmorgens wach, und abends lässt er Sie sanft einschlummern. Er hilft Ihrem Körper, Durchfälle zu beenden, lindert Juckreiz der Haut, Gifte im Darm werden neutralisiert und Infektionen werden bekämpft.

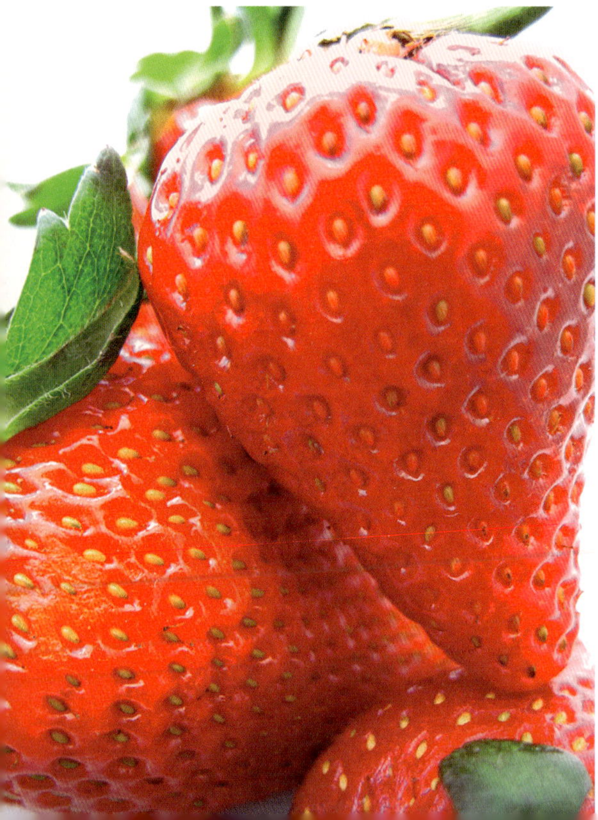

Das Pektin in reifen Äpfeln bindet die Nahrungsgifte im Darm und hilft Ihrem Organismus, diese auszuscheiden.

Birne

Birnen enthalten viel Fruchtzucker und sättigen sehr schnell. Sie wirken fördernd auf die Darmbewegung und helfen so bei der Verdauung. Sie enthalten viel Kalium, dadurch entwässern sie das Gewebe. Die Gerbsäuren können bei Magen- und Darmentzündungen lindernd wirken. Außerdem in

Birnen enthalten sind Vitamin C, Magnesium, Kalzium, Phosphor, Zink, Kupfer, Jod, Fruchtsäuren und Karotin. Sie wirken kräftigend auf die Nieren und schützen unseren Organismus vor Übersäuerung.

Erdbeeren

Erdbeeren besitzen mehr Vitamin C als Zitronen! In dieser kleinen Frucht sind mehr als 300 verschiedene verwertbare Stoffe enthalten. Pektin, Flavone, Kalium, Kalzium, Phosphor, Eisen, Natrium, ätherische Öle und Gerbstoffe stecken in ihr, dadurch fördern sie die Verdauung, beschleunigen die Wundheilung und beugen Muskelkrämpfen vor.

Grapefruit

Als »Fettfresser« ist die Grapefruit ein beliebter Gast auf vielen Diätlisten. Sie enthält viel Kalium, Vitamin C und Fruchtsäuren und wirkt entwässernd, entschlackend, blutverdünnend und verhindert Steinbildungen.

Bei niedrigem Blutdruck wirkt Grapefruit ebenso günstig wie bei erhöhtem Harnsäure- und Cholesterinspiegel.

Himbeere

Himbeeren enthalten viel Kalium, Magnesium, Eisen, Phosphor, Pektin, Gerbstoffe, Flavone und Salizylsäure. Sie helfen der Leber beim Rausschmeißen von Giften, helfen dabei, die Darmschleimhaut zu regenerieren und unterstützen die Knochenbildung. Sie sind wichtig für alle Nervenfunktionen und für unser Gehirn.

Kirsche

Die dunklen Sorten sind gehaltvoll an so wertvollen Stoffen wie Flavonen, Kalium, Kalium, Eisen, Magnesium, Kieselsäure, Phosphor, Vitamin C, Karotin und den Vitaminen B_1, B_2, und B_3. Die Kieselsäure unterstützt Knochen, Zähne und Nägel beim Aufbau. Kirschen regen die Verdauung an und entlasten Herz und Blutkreislauf, Leber und Nieren durch das Entwässern des Körpers.

Kiwi

Diese aus Neuseeland zu uns gekommene Frucht ist reich an Vitamin C, sie hat sogar dreimal mehr Gehalt an Vitamin C als Zitrusfrüchte. Deswegen wird sie gern zur Abwehrstärkung und bei Erschöpfungszuständen gegessen. Kiwis sorgen für ein festeres Bindegewebe und stärken auch die Blutgefäße, sie wirken blutreinigend, harntreibend und helfen bei der Eiweißverdauung.

Mandarine

Enthält Provitamin A, Vitamin C, Mineralstoffe und sehr viel Fruchtzucker. Sehr gut geeignet zur Stärkung des Immunsystems wegen des hohen Vitamin-C-Vorkommens. Mandarinen wirken appetitanregend und stillen den Durst.

TIPP Wenn man mal keine Flasche mit Wasser auf einen Termin mitnehmen kann, einfach ein paar Mandarinen in die Handtasche stecken. Sie sind einfach zu schälen und löschen wunderbar den Durst.

Mango

Mangos können von Menschen mit empfindlichen Mägen gut vertragen werden, da sie einen günstigen Einfluss auf das Verdauungssystem haben. Durch den hohen Eisengehalt wirken sie blutbildend. Sie stimulieren die Neubildung des Nerven- und Drüsensystems und des Gehirns. Da sie mehr Betacarotin und Lycopin als Mohrrüben enthalten, helfen sie dabei, die Schleimhäute widerstandsfähiger zu halten. Trockenen Augen wird vorgebeugt und das Immunsystem wird gestärkt. Sie enthalten zusätzlich noch Vitamine der B-Gruppe, Vitamin E, Eisen und Flavone.

Melone

Melonen sind besonders im Sommer ein perfekter Durstlöscher! Sie haben einen Wassergehalt von über 90 Prozent. Sie wirken entwässernd und waschen die Nieren rein. Überschüssiges Salz und Harnsäure werden aus dem Körper ausgeleitet. Sie wirken blutreinigend und blutverdünnend und regen die Verdauung an. Melonen enthalten wertvolle Fruchtsäuren, Magnesium, Phosphor, Kalzium, Eisen und Vitamin A und C.

Vorsicht: Durch die gallenanregende Wirkung der Melone kann ein Überkonsum zu Durchfall führen.

Orange

Orangen sind reich an Betacarotin, Vitamin C, Vitamin E, Vitaminen der B-Gruppe, Kalium, Phosphor, Bioflavonoiden, Folsäure, Selen, Kalzium und Lutein. Die körpereigene Abwehr wird gesteigert und Herz- und Kreislauferkrankungen sowie Schlaganfällen wird vorgebeugt. Der Gehalt an schädlichem LDL-Cholesterin im Blut wird gesenkt. Orangen können als Kur gegen Krampfadern benutzt werden, denn sie verbessern die Durchblutung der feinsten Blutgefäße, der Kapillaren.

Papaya

Unter den exotischen Früchten möchte ich die Papaya besonders herausheben, denn sie ist reichlich mit Papain gesegnet, einem wichtigen Enzym, das zur Eiweißspaltung benötigt wird. Bei Vollegefühl und Verdauungsbeschwerden ist es sinnvoll, eine frische Papaya zu essen, denn der Stoffwechsel wird angeregt, der Darm entschlackt und Eiweißrückstände, die sich noch unverdaut im Körper befinden,

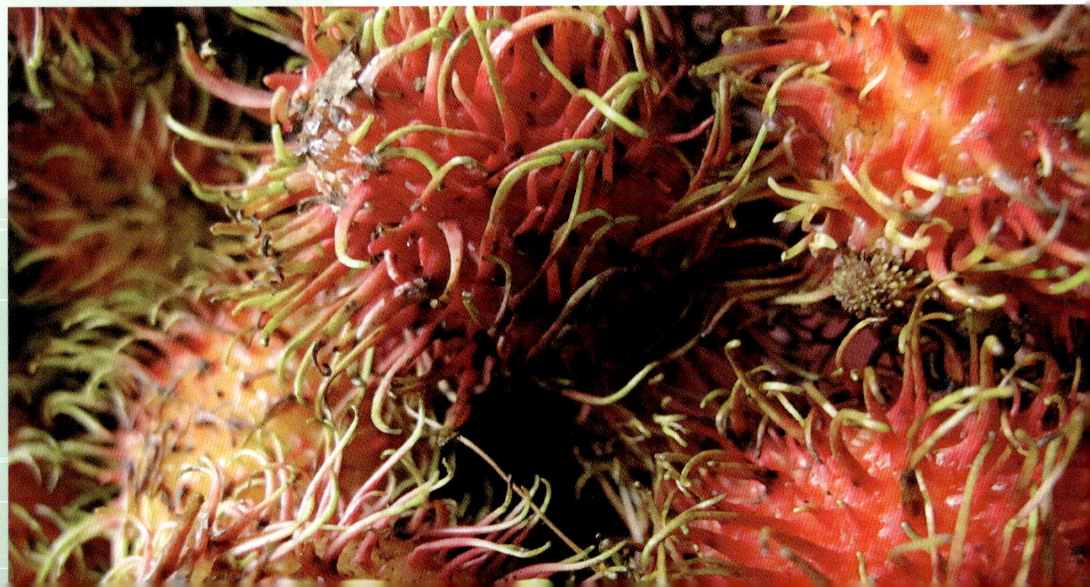

werden aufgespaltet und schneller abtransportiert. Papaya besitzt reichlich Betacarotin, Provitamin A, Vitamin C, Kalzium, Kalium, Eisen, Magnesium, Karotinoide, Flavonoide, Vitamine B_1, B_2, B_6, Vitamin E, und Niacin.

Papaya ist hilfreich bei Übergewicht, Übersäuerung, Verstopfung, Krampfadern, Bluthockdruck, Infektionen und Arterienverkalkung.

Pfirsich und Nektarine

Durch den Gehalt an Zink können sie der Samenproduktion des Mannes auf die Sprünge helfen. Sie sind reichlich bestückt mit Vitamin A, Vitamin C, Vitamin B, Magnesium, Kalzium, Kalium, Eisen, Natrium, Flavonen und Betacarotinen. Sie kräftigen das Immunsystem und entwässern den Körper, da sie die Nierentätigkeit anregen.

Pflaume

Frisch oder getrocknet sind Pflaumen reichlich mit Eisen ausgestattet und helfen der Verdauung auf die Sprünge. Giftstoffe werden aus dem Darm abtransportiert und die Magensaftproduktion wird angeregt. Sie enthalten außerdem noch Karotin, Kupfer, Zink, Kalium, Natrium, Phosphor, Kalzium, Vitamin B_1, B_2 und Anthocyane. Der Verzehr wird auch zur Vorbeugung gegen Krebs empfohlen.

TIPP Auf Reisen klappt es oft nicht so richtig mit der Verdauung. Ein Tüte mit getrockneten Pflaumen mit ins Gepäck und regelmäßig davon naschen, dann funktioniert es besser.

Rhabarber

Rhabarber enthält reichlich Mineralstoffe, allerdings ist sein Verzehr mit Vorsicht zu genießen. Nicht zu viel und nicht roh essen! In diesem Stielgemüse ist Oxalsäure enthalten, die in Verbindung mit Kalzium Nierensteine begünstigen kann. Sollten Sie Gicht, Rheuma oder Arthritis haben, verzichten Sie besser auf den Rhabarberkuchen. Die Frucht enthält Kalzium, Magnesium, Eisen, Phosphor, Jod und ätherische Öle, Glykoside, Pektin und Zitronen- und Apfelsäure, das Vitaminvorkommen hält sich in Grenzen. Er wirkt blutreinigend und entgiftend.

Strauchbeeren, z.B. rote und schwarze Johannisbeeren

Diese wohlschmeckenden Früchtchen sind wahre Vitamin-C-Bomben. Bereits 100 g enthalten die doppelte Tagesration an Vitamin C. Außerdem enthalten sie auch viele B-Vitamine, Flavone, Phosphor, Kalzium und noch andere Mineralien. Durch den hohen Gehalt an Vitamin C werden die Abwehrkräfte gestärkt und die Gefäße elastisch gehalten. Auf den Stoffwechsel von Gehirn-, Drüsen- und Zellfunktionen wirkt der Pflanzenfarbstoff stärkend. Bei Durchfall wirkt der Saft entgiftend und reinigend.

Trauben

Weintrauben besitzen viel Vitamin C, Vitamine der B-Gruppe, Traubenzucker, Pektin, Ellagsäure, viel Kalium und verschiedene keimtötende Substanzen. Weintrauben wirken entgiftend und entschlackend und helfen bei der Fettverbrennung. Nach Entzündungen der Leber und der Nieren helfen Trauben hervorragend bei der Regenerierung mit. Die Hilfe bei Blasen- und Nierenschwäche wird genauso unterstützt wie die Blutbildung. Schützt vor Arteriosklerose, kräftigt das Herz und baut Harnsäure im Organismus ab.

TIPP Da Weintrauben oft sehr gespritzt sind, waschen Sie sie bitte mehrere Male unter fließendem Wasser ab.

Zitrone

Wer kennt nicht die Aufforderung bei Erkältung: Trink eine »heiße Zitrone«. Der hohe Vitamin-C-Gehalt macht sie zu einem viel geliebten Hausmittel. Zitronen wirken fiebersenkend, töten Bakterien ab, schwemmen Gifte und Schlackenstoffe aus dem Darm, und Zitronensaftumschläge helfen bei Hautausschlägen.

Kleine Vitaminkunde

Nun haben Sie den Vitamin- und Mineraliengehalt unserer wichtigsten Gemüse- und Obstarten kennengelernt. Hier nun eine Aufstellung der Inhaltsstoffe und ihre Bedeutung für unseren Organismus.

Lernen Sie Ihren Körper besser kennen, hören Sie auf ihn! Er sagt Ihnen ganz genau, was Sie vertragen und was nicht. Fangen Sie mit dem Entgiften an und sensibilisieren Sie sich wieder für Ihre Lebensmittel. Ihre Gesundheit wird es Ihnen danken.

VITAMIN A
Mitverantwortlich für den Aufbau der Schleimhäute und hilft bei der Bildung von Sehpurpur. Regeneriert die Zellen und ist wichtig für die Fortpflanzung.

VITAMIN B_1 (THIAMIN)
Das Nervenvitamin fördert die Konzentrationsfähigkeit und ist wichtig für unseren Kreislauf.

VITAMIN B_2 (RIBOFLAVIN)
Wichtiges Vitamin für unsere Haut und für gesunde Haare. Wird auch für das Zellwachstum gebraucht und unterstützt die Sehfähigkeit.

VITAMIN B_3 (NIACIN)
Wichtig für den Stoffwechsel. Es kann den Cholesterinspiegel senken und wirkt durchblutungsfördernd.

VITAMIN B_5 (PATHEONSÄURE)
Wird als Anti-Stess-Vitamin bezeichnet. Es hilft bei Depressionen und Ängsten und stärkt die Konzentrationsfähigkeit. Außerdem wirkt es der vorzeitigen Hautalterung entgegen.

VITAMIN B_6 (PYRIDOXIN)

Wichtig für die Eiweißspaltung und das Nervensystem in unserem Körper. Wenn wir zu wenig von diesem Vitamin bekommen, können Symptome wie Kreislaufstörungen, Muskelschwäche, Nervosität und Stimmungsschwankungen auftreten.

VITAMIN B12 (KOBALAMIN)

Ist wichtig für das Zellwachstum und die Zellteilung. Der Stoffwechsel von Gehirn und Nerven wird auch von B_{12} mitgetragen. Bedeutend ist es auch für die Bildung der roten Blutkörperchen.

FOLSÄURE

Folsäure ist wichtig für den Eiweißstoffwechsel, für die Bildung der roten Blutkörperchen und die Zellteilung. Sie ist beteiligt bei der Bildung von DNS und RNS. In der Schwangerschaft ist Folsäure für die Entwicklung des Kindes besonders wichtig.

VITAMIN C

Wichtig für unser Immunsystem. Stärkt das Bindegewebe und kräftigt die Blutgefäße. Es gilt als wirksamer Fettaufspalter.

VITAMIN E

Stärkt unseren Kreislauf und beugt Arteriosklerose vor. Es bremst den Alterungsprozess der Hautzellen und schützt vor freien Radikalen.

VITAMIN K

Unterstützt die Blutgerinnung und ist auch am Knochenbau mitbeteiligt.

Sekundäre Pflanzenstoffe

Diese wertvollen bioaktiven Stoffe sind zuständig für die schönen Farben der Pflanzen sowie für die Geschmacksstoffe, die Aroma- und Duftstoffe. Sie machen die Tomaten rot und die Grapefruit bitter. Nach über 20-jähriger Forschung sind 30 000 verschiedene Stoffe bekannt, von denen aber nur etwa 10 000 in Lebensmitteln vorkommen. Diese allerdings wiederum ausschließlich in pflanzlichen Nahrungsmitteln. Studien zeigen immer wieder, dass Menschen, die sich vegetarisch ernähren oder einen hohen täglichen Verzehr an Obst und Gemüse haben, seltener an Krebs erkranken und weniger an Herz- und Kreislauferkrankungen leiden. Mittlerweile gibt es Anzeichen dafür, dass sekundäre Pflanzenstoffe krebshemmend wirken, das Immunsystem fördern und freie Radikale im Körper abfangen. Hochwertiges Pflanzen- und Obstwasser, gepaart mit wichtigen Vitaminen und Mineralien, was will der Körper mehr? Dies alles braucht er, um Ihre Gesundheit aufrechtzuerhalten und die genialen Selbstheilungskräfte zu motivieren. Sehen wir uns ein paar der wichtigsten sekundären Pflanzenstoffe genauer an.

KAROTINOIDE

Sie finden sich in gelbem, orangefarbenem und rotem Gemüse und Obst sowie in grünen Gemüsearten. Karotinoide sollen krebshemmend und stärkend für das Immunsystem wirken.

FLAVONOIDE

Kommen in den meisten pflanzlichen Nahrungsmitteln vor und schützen vor freien Radikalen. Wirken entzündungshemmend.

GLUKOSINOLATE

Aromastoffe, die in Kresse, Rosenkohl, Meerrettich und Senf

vorkommen. Sie senken den Cholesterinspiegel und wirkt antioxidaktiv, dadurch wird Infektionen vorgebeugt. Wirken auch antibakteriell.

PHENOLSÄUREN
Wirken entzündungshemmend, normalisieren den Blutdruck und sind krebshemmend. Sie kommen in Äpfeln, Brokkoli, Möhren, Weintrauben und Zwiebeln vor.

PHYTOÖSTROGENE
Sie können krebshemmend wirken und bekämpfen freie Radikale. Sie kommen in Gerste, Weizen, Leinsamen und Sojabohnen vor und können die Knochenmineraldichte erhöhen.

PHYTOSTERINE
Sie können auch krebshemmend wirken und senken den Cholesterinspiegel. Sie kommen in Sonnenblumenkernen und Sesam vor.

SAPONINE
Hierbei handelt es sich um einen eher bitteren Geschmacksstoff. Vermutlich schützen sie vor Pilzinfektionen. Sie stimulieren das Immunsystem.

SULFIDE
Diese stärken das Immunsystem und bringen den Blutdruck ins Gleichgewicht. Sie kommen in Brokkoli, Grünkohl, Leinsamen und Zwiebeln vor.

TERPENE
Wirken krebshemmend und stecken in Fenchel, Grünkohl, Möhren, Zwiebeln, Knoblauch, Sellerie, Zitronen und Orangen.

DAS MÄRCHEN VON DER MILCH

Kuhmilch ist die Muttermilch des Kalbes. Sie ist dazu da, das Kalb innerhalb kürzester Zeit geschlechtsreif werden zu lassen und es beim Wachstum mit allen wichtigen Nährmitteln zu versorgen. Aber: Sind Sie ein Kalb? Und: Müssen unsere Säuglinge innerhalb von 24 Monaten geschlechtsreif werden?

Kein Wunder, dass die Allergien zunehmen. Kuhmilch hat nämlich Inhaltsstoffe, die unser menschlicher Organismus nur mangelhaft verwerten kann. Einem anderen Tier würde es nicht einfallen, die Milch von einer anderen Tiergattung zu trinken, da diese nämlich genau auf die eigene Gattung abgestimmt ist. Wie übrigens die menschliche Muttermilch auch. Oder möchten Sie gern Kängurumilch trinken?

Wenn das Kalb ausgewachsen ist, trinkt es keine Milch mehr. Wie ist es bei Ihnen? Trinken Sie noch Muttermilch, wenn Sie erwachsen sind?

Viele Mediziner sind zu dem Schluss gekommen, dass Milchprodukte Allergien und Krankheiten verursachen können. Kuhmilch bildet Schleim. Dieser Schleim verklebt unsere inneren Organe, er verschleimt unser Atmungssystem und belastet unser Ausscheidungssystem. Bronchitis, Nasenschleimhautentzündung, Mittelohrentzündung und Kopfschmerzen können in Zusammenhang mit dem Verzehr von Milchprodukten gebracht werden. Es gibt in einigen Käsesorten eine Eiweißart, die sogar Migräne verursachen kann.

Unser Körper muss zwei Bestandteile in den Milchprodukten mithilfe von Enzymen abbauen: Kasein und Laktose. Kasein wird durch das Enzym mit Namen Rennin aufgespaltet. Im Alter von vier Jahren hat unser Verdauungstrakt kein Rennin mehr.

In der Kuhmilch befindet sich ca. 300-mal mehr Kasein als in der Muttermilch. Kasein braucht die Kuh, um große Knochen zu bilden. In unserem Magen gerinnt Kasein und erzeugt schwer verdauliche zähe Schleimklumpen. Die vier Mägen der Kuh können damit gut umgehen, unser Magen allerdings hat große Mühe, diesen Schleim wieder loszuwerden. Die Darmwände werden verklebt, und die Darmtentakel können die Nährstoffe nur ungenügend aus unserer Nahrung aufnehmen. Die bekannte Laktoseunverträglichkeit betrifft etwa 98 Prozent der Menschen! Um die Laktose aufzuschließen, werden wieder Medikamente empfohlen ... Ein fataler Kreislauf.

Hinzu kommt, dass das in Kuhmilch vorkommende Kalzium, das so hoch gepriesen wird, vom menschlichen Körper nur zu einem sehr geringen Teil verstoffwechselt werden kann, da dafür Magnesium gebraucht würde, was aber in der Kuhmilch nicht vorkommt. Viel Kalzium in der Milch ist also nicht gleichbedeutend mit viel Kalzium im Körper! Viel tierisches Eiweiß in der Ernährung führt zu einer Kalziumunterversorgung. Da erscheint die Krankheit Osteoporose in einem ganz anderen Licht.

Die Lösung: Wenn Sie sich fleischarm ernähren, brauchen Sie auch nicht so viel Kalzium. Kalzium ist in der pflanzlichen Kost reichlich vorhanden. Mandeln, Sesam und Sojaprodukte enthalten Kalzium, welches zusätzlich auch noch gut verwertbar ist.
100 g Mandeln haben doppelt so viel Kalzium wie 100 g Kuhmilch – Sesamsamen sogar sechsmal so viel!

Sie sehen, es gibt für alles eine Alternative ...

Wasser und Salz – eine Liebesgeschichte

»Salz bindet Wasser«, hat schon meine Großmutter immer gesagt, wenn ich wieder mal – ohne das Essen vorher probiert zu haben – einfach den Salzstreuer nahm und das Salz regelrecht über das Essen schüttete. Ich wusste zwar damals schon, was sie meinte, aber so richtig bewusst war es mir nicht. Mittlerweile kenne ich die Konsequenzen, die ein Zuviel an Salz im Körper verursacht, ziemlich genau. Zu allem Überfluss salzen wir auch noch mit Kochsalz – einer Verbindung zwischen Natrium und Chlorid, was in unserem Körper enorme Mengen an Wasser speichern kann, aber leider eher mühevoll wieder herauszubringen ist.

Kochsalz

Kochsalz ist ein industriell gereinigtes Salz, dem alle wertvollen Mineralstoffe entzogen worden sind und das gebleicht und rieselfähig gemacht wurde. Hochwertiges, für unseren Zellstoffwechsel notwendiges Salz ist dieses Kochsalz nicht. Im Gegenteil, unser Organismus braucht ein Salz, das ganz natürlich und unbehandelt ist, in welchem alle essenziellen Spurenelemente und Mineralstoffe noch vorhanden sind. Bevor ich meine Ernährungsgewohnheiten umgestellt habe, habe ich täglich ca. 6 g Salz zu mir genommen. Unser Körper braucht aber pro Tag nur ca. 0,2 g Salz. Alles, was darüber liegt, muss er irgendwo im Körper einlagern, weil er es nicht ausschwemmen kann. Der Durchschnittsbürger nimmt zwischen 7 und 9 g Salz täglich zu sich. Da in unseren Nahrungsmitteln auch noch zusätzlich viel Salz versteckt ist, besonders in Fleisch- und Wurstwaren sowie in Knabbersachen, hat man fast keinen Überblick mehr darüber, wie viel Salz man denn nun pro Tag eigentlich so isst. Die Folge davon kann ein dicker Bauch sein, der

Ein Zuviel an Salz kann im Körper genauso viel Schaden anrichten wie zu wenig. Deshalb ist es sehr wichtig, was für ein Salz Sie zu sich nehmen.

irrtümlicherweise für einen Fettbauch gehalten wird. Vielleicht ist einfach »nur« zu viel Wasser im Gewebe gespeichert?

Kristallsalz

Genau genommen sind die handelsüblichen Speisesalze wie Siedesalz, Steinsalz und Meersalz allesamt Kristallsalze, da sie eine kristalline Struktur besitzen. Hier möchte ich aber von einem Salz sprechen, das Ihnen als das »Kristallsalz aus dem Himalaja« bekannt ist. Es ist meiner Meinung nach eine sehr gute Alternative, um den ganzen Nachteilen von Kochsalz aus dem Weg zu gehen. Bei diesem Kristallsalz handelt es sich um ursprüngliches Salz, das seine hervorragende kristalline Struktur behalten hat. Kristallsalz ist über Jahrmillionen einem so enormen Druck ausgesetzt gewesen, dass sich eine perfekte geometrische Struktur bilden konnte.

Salz ist – neben Wasser – ein weiterer lebenswichtiger Baustein für unseren Organismus. Deswegen gilt auch hier: Je ursprünglicher und reiner, desto besser.

Im Kristallsalz findet man Elemente, die auch in unserem Körper vorkommen, und außerdem noch viele andere Mineralien und Spurenelemente, die wir benötigen. Dieses Salz hat eine zartrosa schimmernde Farbe und wird von Hand abgebaut. Diese Handarbeit hat natürlich ihren Preis, aber den sollten Sie sich wert sein, denn Sie werden merken, dass Sie nicht mehr so viel salzen wie vorher. Wenn sich der Körper auf dieses hochwertige Salz umgestellt hat, normalisiert sich der Drang, das Essen nachzusalzen.

Meersalz

Dieses Salz wird aus Salzgärten gewonnen, die am Meer angelegt werden. In künstlich angelegten Becken wird das Meerwasser aufgefangen, und durch die Verdunstung des Wassers mithilfe von Sonne und Wind bleibt das Meersalz zurück. Diese Salzgärten werden an den Küsten von Spanien, Frankreich, Portugal und Afrika angelegt. Nachdem man das Meersalz gesammelt hat, wird es meistens wieder mit Bleichmitteln und Rieselhilfen versetzt. Wertvolle Mineralien

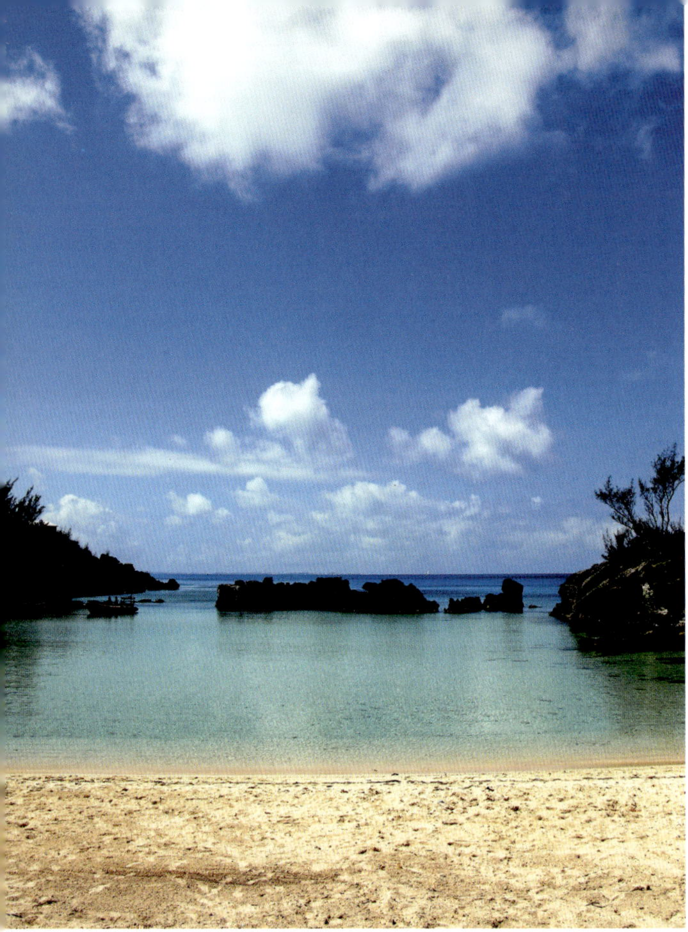

und Spurenelemente gehen dabei verloren. Das Meersalz aus dem Bioladen wird in der Regel nicht dieser chemischen Behandlung unterworfen und ist deshalb noch voller Mineralien und Spurenelemente. Außerdem wird bei der biologischen Meersalzgewinnung darauf geachtet, das die Wasserverschmutzung nicht so hoch ist. Es wird durch regelmäßige Laborkontrollen auf die hohe Qualität des Meersalzes Wert gelegt.

Steinsalz

Dieses Salz wird aus dem Verdunstungsrückstand früherer Meere gewonnen. Es wird in Steinsalzbergwerken unter Tage durch Sprengung abgebaut. Danach wird es verschiedenen Verarbeitungsprozessen unterworfen, um die Standardqualität des weißen Tafelsalzes zu erreichen. Das bedeutet, es wird mit Bleichmitteln und Rieselhilfen versetzt. Bei dieser Behandlung gehen wertvolle Mineralien und Spurenelemente verloren. Das unbehandelte Steinsalz hat eine graue, fast »schmutzige« Farbe, beherbergt aber wiederum die wichtigen Inhaltsstoffe.

Das Meer ist Quelle eines der wichtigsten Elemente: Salz.

Siedesalz

Aus Salzvorkommen, die in der Erde eingelagert sind, wird das Siedesalz – oder Salinensalz – gewonnen. Die kochsalzführende Schicht im Boden wird angebohrt, und es wird Grundwasser darübergeleitet, um das Salz zur Sole zu machen. Diese Sole wird abgepumpt und in großen Siedepfannen durch Verdampfung des Wassers wieder zu Salz konzentriert. Dieses Salz wird chemisch bearbeitet, wodurch die wertvollen Inhaltsstoffe verloren gehen. Auch hierbei empfiehlt es sich, auf Bioprodukte auszuweichen, um die Versorgung des Körpers mit Mineralien und Spurenelementen zu gewährleisten.

TIPP Legen Sie mal ein paar aufeinanderfolgende salzlose Tage ein, und Sie werden möglicherweise gleich ein paar Pfunde los, weil überschüssiges Wasser aus Ihrem Gewebe abtransportiert wird.

Schönheit des Wassers

Warum kann man mit Wasser heilen? Diese Frage stellte sich der japanische Wissenschaftler Masaru Emoto und kam zu dem Ergebnis, »dass Wasser den Organismus heilt, indem es der Seele ihr natürliches Schwingungsgleichgewicht zurückgibt«.

Seit den Achtzigerjahren erforscht und fotografiert Masaru Emoto Wasserproben aus verschiedenen Flussläufen, Seen, Bächen, Quellwässern und Leitungswässern aus aller Welt. Ihm und seinem Buch »Die Botschaft des Wassers« haben wir es zu verdanken, dass das Element Wasser nicht nur auf die chemischen Bestandteile ein Teil Wasserstoff und zwei Teile Sauerstoff reduziert wird, sondern wir erkennen in seinen Wasserkristallfotografien, dass das Wasser die Quelle des Lebens ist.

Diese Wasserkristallbilder sprechen für sich, und wir beginnen zu erahnen, warum gewisse Wasserquellen wie zum Beispiel in Lourdes die Fähigkeit besitzen zu heilen. Emoto ist es gelungen, atemberaubend schöne Wasserkristalle zu fotografieren und somit zu zeigen, dass Wasser ein genialer Schwingungsträger ist. Aber seine Versuchsreihen gingen noch weiter; er spielte dem Wasser Musik vor. Die Struktur des Wasser veränderte sich, je nachdem, welches Musikstück man ihm vorspielte.

Klassische Musik bringt wunderschöne Kristalle hervor, während bestimmte Arten von Rock oder Technomusik die Wasserstruktur nicht zu kristallinen Formen bringen können. Die Musiktherapie setzt schon seit Jahren in ihrer Arbeit mit behinderten Kindern die heilenden Klänge der Musik ein. Ermutigt durch den Erfolg der Versuchsreihen mit Musik, ging Emoto noch einen Schritt weiter: Er schrieb verschiedene Sätze und Worte auf ein Stück Papier und klebte dieses auf das mit Wasser gefüllte Glas. Zum Erstaunen aller zeigten sich auch da verschiedene Kristalle, je nach dem, was auf dem Glas stand. Die Schwingungen der Wörter übertrugen sich auf das Wasser, und die Molekularstruktur bildete neue Cluster.

Emoto zeigt durch die Wasserkristallfotografie eindrucksvoll, dass Worte und auch Gebete und Gedanken sich auf das Wasser über-

TIPP Inspiriert durch die Arbeit von Masaru Emoto und bestärkt durch meine Erfahrung, wie Worte und Klangbilder auf die Psyche wirken können, entwickelte ich die Wasserglas-Serie »Waterbalance«, die sich auf die Forschungsarbeiten von Masaru Emoto stützt und gleichzeitig im täglichen Leben benutzt werden kann. So entstand zusammen mit der renommierten Kristallglasfabrik Spiegelau eine außergewöhnliche Kollektion von Wassergläsern, die einerseits die chinesische Fengshui-Philosophie repräsentieren und andererseits unseren westlichen europäischen Sprachgebrauch vertreten soll. Es entstanden Trinkgläser, in die die Wörter: »Liebe«, »Freude«, »Harmonie«, »Glück«, »Danke« und »Licht« graviert sind sowie die asiatischen Zeichen für »Love«, »Good Luck«, »Desire«, »Hope«, »Peace« und »Thank you«. Diese Wörter und Zeichen besitzen laut Emoto die tiefe Kraft, Trinkwasser mit ihrer Information positiv aufzuladen. Das so angereicherte Wasser kann neue Energien im Körper freisetzen und ihn so wieder in eine gesunde Balance bringen.

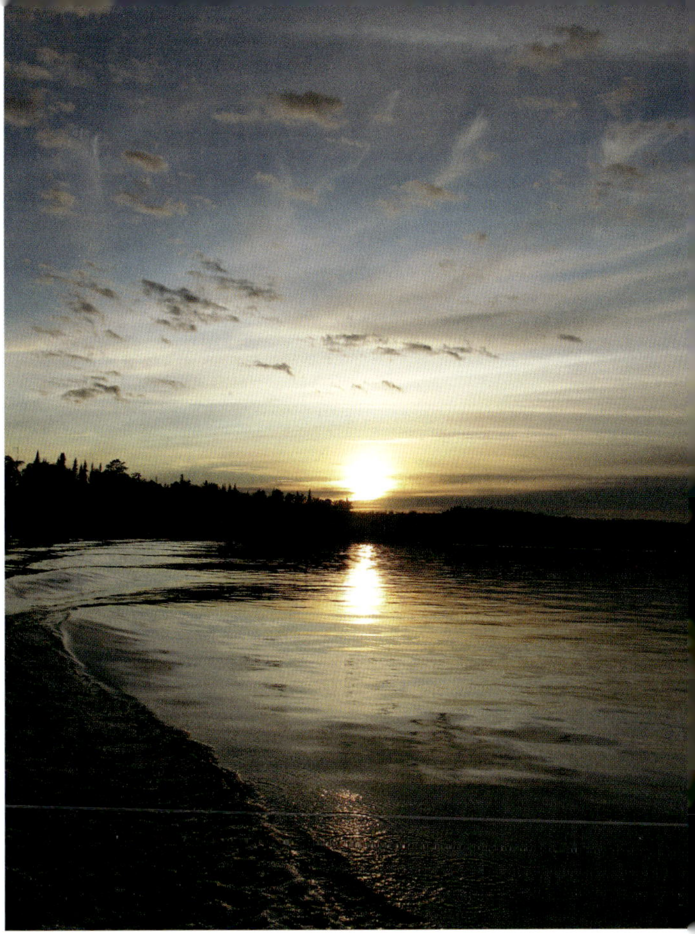

tragen lassen. Worte können manchmal treffen wie Pfeile. Sicher haben Sie es schon erlebt, dass Sie etwas Gesagtes nicht vergessen konnten. Die Macht des Wortes ist nicht zu unterschätzen. Wenn Sie ständig hören: »Du machst mich krank«, dann ist es nur eine Frage der Zeit, wann die Konsequenzen dieser Worte zu spüren sind. Wenn im Gegensatz dazu liebevolle und positive Worte gesprochen werden, dann fühlen Sie sich gut. Genauso ist es beim Wasser: dann zeigen sich wunderschöne Kristalle.

Wasser ist ein wichtiger Informationsträger, und wir bestehen ja auch aus über 70 Prozent Wasser. Jetzt kann man sich lebhaft vorstellen, was negative oder positive Gedanken und Worte in einem auslösen können. Unser Zellwasser wird negativ oder positiv »codiert«. Über dem Wasser gesprochene Gebete geben dem Wasser eine einzigartige kristalline Struktur, die der Empfangende für sich aufnehmen kann.

Das Meer ist Quelle eines der wichtigsten Elemente: Salz.

Das Wasser kann auch in seiner Struktur verändert werden, wenn Sie es in ein anderes Gefäß umfüllen. In allen Kulturen und Religionen hat man reinstes Quellwasser in bestimmten Wasserkrügen aus Bergkristall oder Kristallglas aufgewahrt. Dies war und ist als Huldigung an das kostbare Geschenk der Natur gedacht: an das Wasser.

WIE SIE KOSTBARES WASSER SPAREN KÖNNEN

- Sammeln Sie Regenwasser im Garten in einer Tonne, um den Garten zu gießen. Damit schonen Sie die Umwelt – und reduzieren Ihre Wasserrechnung.
- Reparieren Sie tropfende Wasserhähne.
- Waschen Sie Ihr Geschirr nicht unter fließendem Wasser ab, sondern lassen Sie erst Wasser in das Spülbecken laufen und waschen das Geschirr dann.
- Wenn Sie Ihr Auto waschen wollen, dann benutzen Sie so wenig Reinigungsmittel wie möglich, dann brauchen Sie auch nicht so viel Wasser, um die Mittel hinterher wieder abzuspülen.
- Machen Sie die Waschmaschine und die Geschirrspülmaschine erst an, wenn sie wirklich voll ist.
- Drehen Sie beim Zähneputzen zwischendurch den Wasserhahn ab.
- Bauen Sie sich in Ihre Toilettenspülung einen Wasserstopper ein.
- Kaufen Sie regionales Obst und Gemüse, denn Export und Import von exotischen Pflanzen verbrauchen im jeweiligen Land sehr viel Wasser, was dann der dortigen Bevölkerung nicht zur Verfügung steht.

Danksagung

Im Laufe meines Lebens hatte ich das Glück, auf besondere Menschen zu treffen, die meinem Weg eine wichtige Richtung gaben, mich immer wieder an den Ruf meiner Seele erinnert haben oder mich einfach liebevoll in den Arm nahmen.

Allen voran danke ich meinem Mann Pierre Franckh, der mich als mein Seelenpartner liebevoll unterstützt. Meiner Tochter Julia als meiner größten Lehrmeisterin, dass sie mir gezeigt hat, was selbstlose Liebe ist.

Danke an meine Freunde, die mir seit Jahrzehnten treu zur Seite stehen.

Ich widme dieses Buch allen Wasserwesen und allen Wesen, die das Wasser so lieben wie ich.

Literatur

Kraus, Michael: Ätherische Öle
Verlag Simon & Wahl
ISBN 3-923330-16-2, 1991

Dalla Via, Gudrun:
Lichtwässer und ihre Heilkräfte
AT Verlag, Aarau, Schweiz
ISBN 3-85502-909-1, 2003

Hendel, Barbara Dr. med., Ferreira, Peter:
Wasser & Salz
INA- Verlags GmbH
ISBN 3-000082-33-6, 2003

Seifen, Martina: Die große Farbdiät
Verlagsgruppe Lübbe Ehrenwirth
ISBN 3-431-04055-1, 2003

Andersson, Michael: Heilen mit Wasser
Dr. Werner Jopp Verlag
ISBN 3-926955-78-3, 1993

Oberbeil, Klaus: Lebenselixier Wasser
Südwest Verlag
ISBN 3-517-06693-1, 2003

Zacker, Christina: Vitalkur für den Körper
Wilhelm Heyne Verlag
ISBN 3-453-14801-0, 1999

Ryrie, Charlie: Heilende Energie des Wassers
Königsfurth-Urania Verlag
ISBN 3-908652-01-4, 1999

Hendel, Barbara Dr. med: Wasser vom Reinsten
Ina Verlags GmbH
ISBN 3-9808408-1-6, 2003

Kronberger, Hans und Lattacher, Siegbert:
Auf der Spur des Wasserrätsels
Uranus Verlagsgesellschaft m.b.H.
ISBN 3-901626-01-8, 2001

Geisler, Linus Prof. Dr. med.:
Natürlich heilen mit Wasser
Naumann & Göbel Verlagsgesellschaft mbH
ISBN 3-625-10786-4

Geiss, Heide Marie Karin: Kraftquelle Wasser
Trautwein Ratgeber Edition,
Compact Verlag München
ISBN 3-8174-5335-3, 2000

Batmanghelidj, Fereydoon Dr. med.:
Wasser, die gesunde Lösung
VAK-Verlags GmbH
ISBN 3-924077-83-5, 2002

Batmanghelidj, Fereydoon Dr. med.:
Wasser hilft
VAK-Verlags GmbH
ISBN 3-932098-81-1, 2002

Batmanghelidj, Fereydoon Dr. med.:
Sie sind nicht krank, sie sind durstig!
VAK-Verlags GmbH
ISBN 3-867311-19-9, 2003

Moll, Karl und Spiller, Wolfgang:
Schachmatt den Allergien
Schnitzer Verlag
ISBN 3-922894-54-2, 1995

Diamond, Harvey und Marilyn: Fit fürs Leben
Goldmann Verlag
ISBN 3-442-13533-8, 1985

Diamond Harvey und Marilyn: Fit fürs Leben 2
Goldmann Verlag
ISBN 3-442-13621-0, 1989

Heßmann-Kosaris, Anita:
Wasser ist die beste Medizin
Midena Verlag
ISBN 3-310-00247-0, 1998

Emoto, Masaru: Die Botschaft des Wassers
KOHA-Verlag
ISBN 3-929512-21-1

Emoto, Masaru: Wasserkristalle
KOHA-Verlag
ISBN 3-929512-20-3, 2001

Emoto, Masaru: Die Antwort des Wassers
KOHA-Verlag
ISBN 3-929512-93-9, 2002

Emoto, Masaru:
Die Antwort des Wassers, Band 2
KOHA-Verlag
ISBN 3-929512-98-X, 2003

Bankhofer, Hademar:
Gesundheit aus der Badewanne
Delphin Verlag GmbH,
ISBN 3-7735-5208-4, 1984

Hechtl, Christian und Oliver:
Wasser mit natürlich gelöstem Sauerstoff
Prof. of Engg., Dr.-Ing./ Princeton
C. Hechtl, Andechs
ISBN 3-935585-31-4, 2001

Hechtl, Christian Prof. of Engg., Dr.-Ing.:
Gesundes Wasser ist nicht nur zum
Trinken da
Prof. of Engg., Dr.-Ing./ Princeton
C. Hechtl, Andechs
ISBN 3-935585-00-4, 2001

Rhyner, Hans H.:
Gesund leben, sanft heilen mit Ayurveda
Königsfurth-Urania Verlag
ISBN 3-908646-89-8, 2000

Hutzl-Ronge, Barbara:
Quellgöttinnen, Flussheilige,
Meerfrauen
Verlag Frauenoffensive
ISBN 3-88104-345-4, 2002

Katalyse e.V. Herausgeber:
Das Wasser-Buch,
Verlag Kiepenheuer & Witsch, Köln
ISBN 3-462020-37-4, 1990

Kröll, Thomas: Die Wasserapotheke,
Mosaik bei Wilhelm Goldmann Verlag
ISBN 3-442-16191-6, 1999

Exel, Wolfgang Dr. med. und
Rohrer Karin: Wasser heilt!
Kneipp Verlag
ISBN 3-902191-05-8, 2002

Honauer, Urs: Wasser – die geheimnisvolle
Energie
Irisiana bei Heinrich Hugendubel Verlag
ISBN 3-89631-240-5, 1998

Krahl Gisela und Riepe, Andrea:
Wonnestunden
Rowohlt Verlag GmbH
ISBN 3-805204-97-3, 1990

Dargatz, Thorsten und Röwekamp, Andrea:
Aqua Fitness
Copress Sport
ISBN 3-7679-1041-1, 2010

Beigel-Guhl, Karen und
Brinckman Andreas: Wasser Gymnastik
Rowohlt Taschenbuch Velag GmbH
ISBN 3-499186-39-X, 1989

Walterskirchen, Helene: aqua wellness
Ariston Verlag
ISBN 3-7205-2005-6, 1998

Kaltenthaler, Birgit:
Powerdrink Sauerstoffwasser
Midena Verlag
ISBN 3-310006-94-8, 2002

Hacheney, Friedrich: Levitiertes Wasser
Äquadukt Dingfelder Verlag
ISBN 3-926253-42-8, 1994

Amthor, Silke: Aquafitness,
Südwest Verlag
ISBN 3-517-065-57-9, 2002

Pittroff, Uschka und Niemann,
Christina und Regelin, Petra:Wellness,
Gräfe und Unzer Verlag GmbH

Register

A

B

C

D

E

F

G

H

L

M

N

O

P

Q

R

S

Impressum

Projektleitung
Andrei-Sorin Teusianu

Redaktion
Anna Cavelius

Herstellung
Reinhard Soll

Umschlaggestaltung und -konzeption
*zeichenpool, München

Gestaltung und Satz
Tilman Leher,
atelier luk, München

Druck und Bindung
Alcione, Lavis

Printed in Italy
ISBN 978-3-517-08977-5

Hinweise

Das vorliegende Buch wurde sorgfältig erarbeitet. Dennoch erfolgen alle Angaben ohne Gewähr. Weder die Autorin noch der Verlag können für eventuelle Nachteile oder Schäden, die aus den im Buch gegebenen praktischen Hinweisen resultieren, eine Haftung übernehmen.

Die Verlagsgruppe Random House weist ausdrücklich darauf hin, dass bei Links im Buch zum Zeitpunkt der Linksetzung keine illegalen Inhalte auf den verlinkten Seiten erkennbar waren. Auf die aktuelle und zukünftige Gestaltung, die Inhalte oder die Urheberschaft der verlinkten Seiten hat der Verlag keinerlei Einfluss. Deshalb distanziert sich die Verlagsgruppe hiermit ausdrücklich von allen Inhalten der verlinkten Seiten, die nach der Linksetzung verändert wurden und übernimmt für diese keine Haftung.

Bildnachweis

Alle Fotos in diesem Buch © by Michaela Merten. Das Foto auf Seite 50 stammt von Pierre Franckh. Das Foto auf Seite 42 stammt von Julia Franckh.
Gestaltungselemente von Tilman Leher

FSC
www.fsc.org
MIX
Papier aus verantwortungsvollen Quellen
FSC® C021956

Verlagsgruppe Random House FSC® N001967
Das für dieses Buch verwendete FSC®-zertifizierte Papier *Profimatt* liefert Sappi, Ehingen.